태식호흡의 삶과 철학

태식호흡의 삶과 철학
초판 1쇄 인쇄일 · 2011년 10월 10일

지은이 · 도 전 · 김태은
펴낸이 · 김중영
펴낸곳 · 오성출판사
주소 · 서울 영등포구 영등포동 6가 147-7
전화 · 02-2635-5667
팩스 · 02-835-5550
ISBN 978-89-7336-457-2 13690

ⓒ 도전, 2011
이 책은 오성출판사와 저작권자와의 계약에 따라 발행한 것이므로 무단 전재 및 복제를 금합니다.

• 가격은 뒤표지에 있습니다.
• 저자와의 협의로 인지는 생략합니다.
• 잘못된 책은 바꾸어 드립니다.

영혼의 불씨를 살리는 숨공부

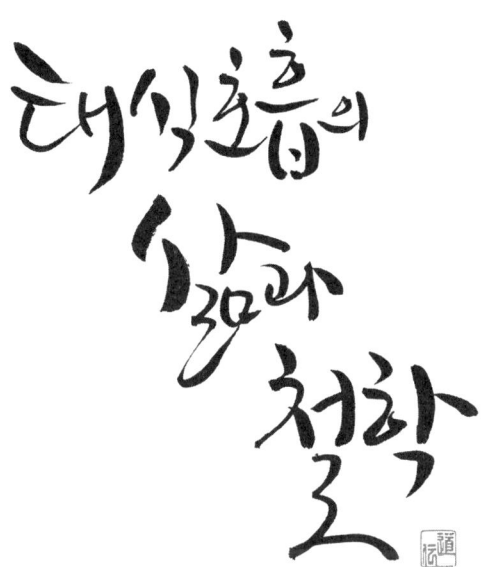
태식호흡의 삶과 철학

도전(道傳) 지음

태식호흡은 행복이요, 평화다

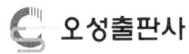
오성출판사

머리말

혼불이 살면, 영혼이 빛난다

지금 현재, 우리는 어떤 모습으로 살아있어야 가장 편안하고, 가장 행복하고, 가장 아름다울까?

지금 현재, 우리가 마시고 있는 공기는 과연 마실 만한 것일까?

지금 현재, 우리가 먹고 사는 물과 밥과 먹거리들은 과연 먹을 만한 것일까?

지금 현재, 우리가 살고 있는 집과 환경은 과연 살만한 곳일까?

우리는 지금, 살고 있는 건지, 죽어가고 있는 건지, 도무지 모를 일이다.

우리는 지금 살아가고 있는 것이 아니라, 죽어가고 있다.

아기를 키우는 어머니가 화가 난 상태에서 아기에게 젖을 먹이면 아기는 설사를 한다고 한다.
화를 내면서 만들어진 독성(毒性, 毒氣 독기)때문이다.

우리는 지금, 산소와 물과 먹거리와 환경들로 인하여 스스로 독성을 만들어 가면서 죽어가고 있는 것이다.

우리는 지금, 우리 생명의 불꽃이 시들지 않도록 해야 한다.
우리의 혼불이 꺼지지 않도록 잘 간수를 해야 한다.

우리의 혼불이 꺼지면, 우리의 영혼도 죽는다.
우리의 생명이 병들면, 우리의 양심도 죽는다.

우리의 숨과 우리의 목숨과 영혼은 하나이다.
우리의 숨이 곧 영혼이다.

태식호흡은 우리들 영혼의 숨결이다.
태식호흡은 우리의 영혼을 보다 더 밝고, 보다 더 아름답고, 보다 더 빛나게 가꾸어 준다.

태식호흡은 우리 생명의 불꽃이 시들지 않도록 지켜줄 것이다.
태식호흡은 우리의 혼불이 꺼지지 않도록 살려줄 것이다.

애기숨으로 돌아가면 평화가 찾아온다.
애기숨을 닮고 배우면 행복해진다.

애기숨으로 우리의 영혼이 항상 빛나게 하라.
애기숨으로 우리의 혼불이 꺼지지 않게 하라.

애기숨으로 인하여 우리 생명의 근본씨앗이 알차게 영글어 가도록 힘쓰라.

그리하면 우리의 영혼이 아름답게 빛날 것이다.

2011. 8. 20
道傳 合掌

머리말
혼불이 살면, 영혼이 빛난다　　　　4

제 1 장
태식호흡의 철학

1. 숨은 평화요 행복이다　　　　10
2. 영혼을 아름답게 가꾸는 수행자　12
3. 혼불이 빛나야 영혼이 아름답다　20
4. 단전은 몸의 중심이다　　　　23
5. 사람이 곧 하늘이다　　　　27
6. 참 나와 참 道는 하나이다　　30
7. 음양오행과 안식일　　　　36
8. 뭘 찾지도 잡지도 말아라　　38
9. 마음을 비우면 하늘이 보인다　40
10. 참다운 승리자　　　　42
11. 죽음이란 숨짐이요, 숨음이다　44
12. 젖먹이들의 언어　　　　46
13. 바른 눈, 지혜의 눈　　　　48
14. 천당(天堂)은 참 좋은 곳이다　50
15. 하늘이 원하는 인간의 도리　53
16. 최고의 참 스승님들이여!　57
17. 열린 마음, 깨달음의 길　　60
18. 숨공부에 모든 것이 다 있다　62
19. 사람이 하늘이다　　　　64
20. 삶과 죽음은 하나이다　　66
21. 온몸으로 행하라　　　　68
22. 참으로 감사하라　　　　69
23. 우주의 중심이 되라　　　70
24. 자기 자신은 본래 神이다　71
25. 세상의 빛이 되는 사람　　72
26. 한결같은 마음을 지켜라　　73
27. 영생(永生)의 도반(道伴)　74

제 2 장
태식호흡과 道

1. 미래 세상의 道法　　　　78
2. 우리 민족의 정서와 문화　　80
3. 道란 무엇인가?　　　　83
4. 道를 알고 보니 도는 도가 아니더라　　　　85
5. 참 道는 참 삶이다　　　　86
6. 참 나를 찾아서　　　　88
7. 道를 닦으며, 苦를 사랑하라　92
8. 수도인(修道人)이 가는 길　96
9. 성인군자의 삶　　　　98
10. 하늘의 배려　　　　101
11. 향내 나는 삶, 빛나는 영혼　103
12. 道는 체득이요 과학이다　　105
13. 참 道는 말로 표현하면 죽는다　107
14. 사는 것이 道를 닦는 것이다　110
15. 수도인들의 시험　　　　112
16. 道공부를 잘하려면　　　115
17. 나를 살리고, 세상을 살리는 길　119
18. 세상에서 가장 아름다운 별　122
19. 평상심이 道다　　　　125
20. 하늘 위의 수행자　　　128
21. 道가 있는 사람은 흔들리지 않는다　　　　130
22. 왜 근심 걱정이 생길까?　132
23. 자연이 道의 참 모습이다　136

24. 道란 음과 양의 조화다	141
25. 자연이 道다	144
26. 樂으로 변할 꿈는 좋은 꿈다	147
27. 道를 깨치면 道는 사라진다	149
28. 道를 찾는 사람	151
29. 그냥 앞만 보고 걸어라	153
30. 道를 잘 닦으려면	154
31. 자만심은 병든 마음이다	155
32. 길 위의 사람들	156

제 3장
태식호흡과 자연

1. 자연과 수도인	158
2. 만물의 근원은 빛이다	160
3. 바람 불고 물 흐르듯이	162
4. 자연과 벗을 하니	164
5. 빛이 되고 자연이 되라	166
6. 바위와 야생화	167
7. 땅이 죽어간다	169
8. 자연의 섭리를 따라	172
9. 태양의 노래	175
10. 자연은 우리의 고향이다	176
11. 새로운 풍수지리	177
12. 농사는 하늘이 짓는다	179
13. 죽은 후의 몸	181
14. 늘 감사하고 보은하며	184
15. 생긴대로, 운명대로	187
16. 가슴이 답답할 때에는	189
17. 함께 더불어 사는 세상	193
18. 나 자신을 바로 보자	195

19. 현재의 삶에 충실하자	196
20. 하루가 우주다	198

제 4 장
태식호흡과 생활

1. 영문을 아는 사람이 되자	202
2. 우리의 숨이 곧 영혼이다	209
3. 사람이 사람으로 사는 이유	213
4. 나의 적은 나 자신이다	216
5. 참으로 올바른 사람은	220
6. 날개가 달린 사람은 아름답다	222
7. 인생은 살아 있음이다	226
8. 가난은 좋은 재산이다	228
9. 가장 빠른 길	230
10. 철들면 환영 받는다	235
11. 아이들의 외침 소리	237
12. 진짜 걱정거리	240
13. 세상을 지혜롭게 사는 법	242
14. 잘 영근 콩은 멀리 간다	245
15. 죽음의 보따리를 잘 싸라	247
16. 사람이 사람답게 사는 법	249
17. 지금은 나답게 살 때이다	252
18. 늘 깨어 있으라	254
19. 세월과 시간의 위력	259
20. 생활 속의 실천	260
21. 마지막에 입는 옷	263
22. 왕 거지 왕 백수	265
23. 오직 당당함으로 살아라	267
24. 매일매일을 새롭게 살아라	269
25. 순리대로 살아가자	271

26. 그냥 그대로 살자 273
27. 무너져가는 사람들 275
28. 아름다운 인생 277
29. 언제나 새롭게 시작하라 278
30. 하루를 일생처럼 280
31. 현명한 사람 283
32. 현재만이 내 것이다 285
33. 속이 편안하면 평화가 깃든다 288
34. 福을 잘 지어야 복을 받는다 291
35. 걸레가 되는 삶 293
36. 화는 독이다 295
37. 행복하게 사는 법 297
38. 일은 노동이 아니다 299
39. 함께 살아가는 법 301
40. 진실의 힘 303
41. 죽기를 각오하면 살 길이 열린다 304
42. 실패가 성공이다 305
43. 나의 조물주는 나 자신이다 307
44. 남의 허물을 보지 말라 310
45. 나만의 삶을 즐겨라 311
46. 실천이 실력이다 313
47. 희망은 행복의 씨앗이다 314

제 5 장
태식호흡과 건강

1. 우리의 숨은 우주의 숨결이다 318
2. 숨과 목숨은 하나이다 323
3. 참 나는 누구인가 328
4. 건강과 행복은 어디에서 오는가? 337
5. 갓난아이의 운동 343
6. 머리 좋은 아이를 낳으려면 346
7. 스트레스가 육장육부를 죽인다 348
8. 따뜻한 차 한 잔의 향 351
9. 몸이 죽어간다 353
10. 암과 당뇨병 355
11. 장수를 위한 다섯 가지 원칙 360
12. 오장육부가 운명을 좌우한다 363

제 6 장
태식호흡과 반야심경·천부경·옥추경·천지창조 이야기

1. 반야심경 이야기 372
2. 천부경 이야기 423
3. 옥추경 이야기 436
4. 천지창조 이야기 446

맺음말

우리의 영혼이여, 영원하라! 458

# 제 1 장
태식호흡의 철학

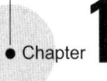

숨은 평화요 행복이다

진실하고 올바른 삶은 아름답다. 그러나 꾸밈이 없는 순수한 삶은 더 아름답다.
법도 있고 정의로운 삶은 아름답다. 그러나 서로를 사랑하며 감사하는 삶은 더 아름답다.

어디에도 묶이지 아니하고, 무엇에도 집착하지 않는 삶은 아름답다. 그러나 숨 쉬는 양심과 빛나는 영혼은 더 아름답다.
숨은 우리 자신의 내부를 밝게 비추어준다.
숨은 우리의 몸 구석구석을 깨끗하게 닦아준다.

우리의 숨이 편안하고, 깊고 길수록 우리의 마음은 더 밝아지고, 더 깨끗해지고, 더 아름다워진다.
숨결이 거칠면 마음이 불안해지고, 숨결이 약하면 생명줄이

짧아지고, 숨결이 끊기면 목숨이 위태롭게 되지만, 숨결이 편안하고 길면 평화가 찾아오고, 행복이 깃든다.

언제 어디서나 숨을 잘 쉬면 웃음꽃이 피어난다.
우리의 숨은 평화요, 행복이다. 우리의 숨이 곧 목숨이며, 숨과 목숨은 하나이다.
우리가 살아 숨 쉬는 동안 숨을 들이마시고 내쉬는 것을 아주 귀히 여겨야 평화와 행복이 찾아온다.

숨은 살아있음이다. 세상만물과 더불어 함께 살아있음이다. 우리들 숨은 그냥 숨이 아니라, 목숨이 숨이요, 영혼이 숨이요, 우주의 숨결이다.

Chapter 2

영혼을 아름답게 가꾸는 수행자

우리 인간은 우주 안에서 보면 한 티끌이요, 세상만물 가운데에서 보면 한 존재에 불과하며, 뭇 생명체들 입장에서 보면 한 동물일 뿐이다.
이 지구상에 살고 있는 식물이나 곤충, 동물들은 두 가지의 본능(本能)을 가지고 있다.

두 가지의 본능 중 하나는 생존본능(生存本能)으로, 오래도록 살아남으려는 본능은 식물이나 곤충, 동물이나 사람 모두 똑같다.

또 하나는 번식본능(繁殖本能)으로, 가장 건강한 후손들을 남기려는 본능이며, 이 또한 식물이든 곤충이든 동물이든 사람이든 똑같다.

식물이나 곤충, 동물이나 사람 모두 건강하고 튼튼하게 잘 살기를 원하며, 후손을 오래도록 남기기 위해 끊임없이 노력하는데, 인간들에게는 여타의 생명체와는 다른 본능이 하나 더 있다. 그것은 다름 아닌 영적진화(靈的進化) 본능이다. 즉 우리의 영혼을 보다 더 아름답게 가꾸려는 영적성숙의 본능이다.

영적진화의 본능이란 우리의 몸을 건강하고 튼튼하게 잘 지키는 일이요, 우리의 마음을 올바르고 지혜롭게 잘 사용하는 일이며, 우리의 영혼을 보다 더 아름답고, 보다 더 빛나게 가꾸는 일이다.

우리가 사람을 보고 사람이라고 말을 하지만, 사람이라고 다 같은 사람은 아니다.
사람다운 사람이라야 사람이요, 영적진화의 길을 걷고 있는 사람이라야 진정한 사람이다.

제 정신이 아닌 사람이나 정신 나간 사람, 이성(理性)을 잃은 사람은 사람이 아니다.
넋이 나간 사람, 넋을 잃은 사람, 넋이 빠진 사람은 사람이 아니다.

넋이란 우리의 씨앗이요(神体 신체), 우리의 정신이며(光体 광체), 우리의 영혼(靈体 영체)이다.

넋을 잃고는 道를 닦을 수 없다. 道를 깨칠 수도 없다. 넋이 빠진 사람은 죽은 사람이다. 동물과 다를 바가 없다. 영적진화의 길을 걸을 수도 없다.

우리 영혼이 죽으면 넋이 나간다.
그러나 영적진화를 위해 힘을 쓰면 쓸수록 우리의 영혼은 아름답게 빛난다.

사람이 정신수양(精神修養)에 힘을 쓰게 되면 넋을 잃지 않는다. 넋이 빠져 나가지 않으면, 목숨이 다하는 그 순간까지 넋이 우리를 지켜 줄 것이다.

이 세상의 모든 부처님과 성자(聖者) 철인(哲人)들은 모두 다 한결같이 일생동안 영적진화에 힘썼다.
독신(獨身)으로, 혹은 출가(出家)를 해서 정신수양에 전념했다.

영적진화를 위한 몸부림이 우리 인간들의 본업(本業)이며, 우리 육신을 위한 의식주(衣食住)는 부업(副業)일 뿐이다.

우리 인간들이 만일 부업에만 힘쓰고, 본업에 소홀하다면 인간이 아니라, 동물에 불과할 것이다.
이 지구상의 식물들과 곤충, 동물들과 함께 멸망할 것이다.

우리의 의식주는 인간의 본업인 영적진화를 위한 도구(道具)이며, 부업에 불과함을 명심해야 한다. 그렇다고 부업을 무시하고 소홀히 하라는 것이 아니다.
본업과 부업을 병행(竝行)하되 본업에 바탕을 두어야 하고, 본업에 충실해서 살아가라는 말이다.

영적 진화의 길은 다름 아닌 정신수양(精神修養)이요, 수도(修道)요, 기도(祈禱)요, 명상(瞑想)이요, 참선(參禪)인 것이다.

인간이면 누구나 다 영적성숙의 길인 정신수양을 통하여 우주의 진리를 크게 깨치고, 부처의 꿈을 이루어가야 한다.
우리 인간은 누구나 다 부처가 되는 것이 꿈이요 이상이다.
우리 인간은 누구나 다 불보살로 사는 것이 꿈이요 이상이다.
우리 인간은 누구나 다 우리의 영혼을 아름답게 가꾸는 농사꾼들이다.

이것이 우리의 본업이요, 의무요 책무이며, 우리 인간이 마땅히 밟아 나아가야 할 길이요, 하늘로부터 부여받은 천명(天命)이다.
그런데 영적성숙은 그냥 이루어지는 것이 아니라, 우리 육신의 건강과 행복과 평화 속에서 원만히 잘 이루어짐을 명심해야 한다.

올바른 영적 성숙을 위해서는 우리의 몸과 마음이 함께 움직여야 하며, 우리 목숨과 하나인 들숨과 날숨을 잘 쉬어서 우리 몸 안에 있는 오장육부와 수억 만 개의 세포생명체들을 늘 건강하고 행복하게 해야 한다.
끊임없는 숨 공부를 통하여 태식호흡의 중요성을 터득해가야 한다.
또한 우리 몸 안에 70%의 수분이 항상 머물게 해야 하며, 우리 몸 안에 제철의 건강한 영양분들을 골고루 잘 공급해야 한다.
그리고 항상 자기 몸에 맞는 운동으로, 몸과 마음이 늘 건강하고 행복하고 평화롭게 유지되도록 해야 한다.
정신적 안정과 정신적 건강을 위해 모든 성자 철인들의 모습을 닮도록 부단히 공부하고 노력해 가야만 한다.

사람은 동물이 아니라 인간다운 인간으로, 도인(道人)으로, 성인(聖人)으로, 불보살로, 부처님으로 성숙해 가기 위해서 정신수양인 참선이나 기도, 명상을 하루 세끼 밥을 먹듯이 정성껏 끊임없이 해가야 한다. 어찌 보면 밥 세끼보다 더 우선해야 함을 명심해야 한다.

참선이나 기도나 명상을 함에 있어 태식법(胎息法, 태식호흡)이 기본임을 명심해야 한다.

태식호흡이란 태아(胎兒)호흡으로, 순환(循環)호흡이요, 무

(無)호흡을 말한다.

단전호흡이란 태식호흡을 위한 기초 단계의 호흡으로, 우리의 의식과 기운과 마음과 호흡이 단전에 완전히 머물게 하는 공부이다.

단전호흡이 원만히 이루어지면 항문호흡으로 임맥과 독맥이 하나가 되도록 긴찰곡도(緊紮穀道)를 하여야 한다.
회음혈을 중심으로 한 요골수립(腰骨竪立)이 이루어지면 명문단전이 만들어져서 명문호흡을 하게 되는데, 명문호흡을 통하여 온몸으로 하는 피부호흡이 이루어지면 태식호흡에 이르게 된다.

태식호흡은 우리 영혼의 숨결이며, 포근한 안식처로, 사람의 씨(넋)를 영글게 한다.

사람이 태어나기 전에는 탯줄이 몸의 중심이지만, 태어난 후에는 척추의 명문혈이 몸의 중심이 된다.
때문에 명문단전으로 숨을 쉬면 영혼이 빛나고, 영적 성숙이 이루어진다.

그런데 매일 똑같이 참선이나 기도를 하다 보면 지루하기도 하고, 답답하기도 하고, 막막하기도 하다.
그러나 재미있고, 즐겁고, 신나게, 꾸준히 기쁜 마음으로 잘해 가야 한다.

재미없는 것을 즐겨야 하고, 고통을 사랑할 줄 알아야 정신수양의 참맛을 느낄 수가 있다.

매일 똑같은 일과를 1년, 10년, 일생 동안 잘 소화해가야 하기 때문에 지루함을 느끼기도 하고, 너무 힘들어서 중간에 포기하고 싶은 마음이 들 때도 있으며, 좌절감을 맛보기도 하지만, 항상 새로운 마음가짐으로 살아야 함을 명심해야 한다.
영적성숙을 위해 꾸준히 노력해야 하며, 매일매일을 즐겁게 살아야 한다.

우리의 숨 속에 道가 있고, 우리의 숨 속에 인생이 있고, 우리의 숨 속에 우주가 함께 숨 쉬고 있음을 항상 명심하고 또 명심해야 한다.

영적성숙을 위해 매 순간을 사랑하고, 매일매일을 즐겁게 살아가는 노력을 끊임없이 해야 한다.

식물이나 곤충, 동물과 같은 인간이 아니라, 수많은 사람들의 존경과 환영을 받는 道人으로, 聖人으로, 불보살로, 부처님으로 살기 위한 몸부림으로, 오늘도 내일도 끊임없이 잘 살아 숨 쉬어야 한다.

순간순간을 참으로 잘 살아 가야 한다. 살얼음 밟듯이 조심하고 주의하며, 오직 영적성숙을 위해서만 살아가야 한다.

순간순간과 매일매일을 기쁜 마음으로 즐기지 못한다면, 밤과 낮이 무간지옥(無間地獄)이요, 매 순간 순간이 독약이 된다. 매 순간 순간이 죽음이 된다.

오늘도 내일도 영적 성숙을 위해, 영적 진화를 위해, 영적 진급을 위해, 부처의 꿈을 이루기 위해, 끊임없이, 정성껏 열심히 노력하며 기쁘게 잘 살아가야 한다. 우리의 본업에 보다 더 충실하도록 해야 한다.
부업을 본업으로 착각하지 말아야 하며, 본업에 충실하면 충실할수록 부처가 되고, 불보살로 살아갈 수 있지만, 부업에만 충실하게 된다면 중생이 되고, 짐승이 됨을 명심해야 한다.

영혼을 아름답게 가꾸는 사람들을 일러 우리는 수행자라 이름하고, 영혼이 아름다운 사람들을 일러 성자(聖者)요, 성인(聖人)이요, 도인(道人)이라고 부른다.

Chapter 3

혼불이 빛나야 영혼이 아름답다

우리의 혼불이 살아나야 영혼이 빛나고 아름답다.
혼불이 꺼지면 우리의 육신이 시들고, 어리석음이 자라나고, 욕심이 많아지고, 성냄이 늘어난다.

혼불이 나가면 참 나가 죽고, 참 마음이 사라지고, 사람의 씨가 병들고 죽음이 기다린다.
우리의 혼불이 바로 우리의 영혼이요, 사람의 씨이다.
씨(氏)가 없는 사람은 영혼이 없는 사람이요, 양심이 죽은 사람이다. 넋이 나간 사람이다.
숨이 멈추면 우리는 죽은 목숨이 되고, 목이 떨어지면 죽은 사람이 된다. 죽은 사람은 道를 닦을 수 없다.

넋을 잃거나 넋이 나가면 우리 영혼은 성장을 멈추게 된다.
마음씨가 악하고 거짓으로부터 출발하면 양심이 죽고, 영혼이 멍든다. 마음씨가 착하고 선하면 양심이 살고 영혼이 빛난다.

육신이 없는 영혼만으로는 道를 닦을 수 없다. 육신의 노력이 없으면 우리의 영혼을 더욱 빛나게 할 수 없다.
때문에 모든 수도인들은 접신(接神)이나 유체이탈(幽体離脫)을 크게 경계한다. 일생농사를 망치기 때문이다.

죽은 후의 영혼이 산 사람의 몸에 들어가서 주인 행세를 하게 되면 서로가 불행해진다.
또한 산 사람의 넋이 나가게 되면 허망한 인생이 되어버리기 쉽다.
육신이 있어야지만 영적진화(靈的進化)의 길을 갈 수가 있기 때문에, 모든 성자철인들이 다 영적성숙을 위해 끊임없이 道를 닦은 것이다.

따라서 우리는 목숨이 붙어 있을 때 사람 씨가 더욱더 충실하게 영글어 가도록 부단히 정성을 기울여야 한다.
지금 이 순간의 숨을 통하여 나의 영혼이 성숙해가는 소리를 들어야 한다.
숨을 통하여 우리의 몸 속 세포 생명체 하나하나가 다 아름답게 빛나도록 해야 한다.

우리의 몸이 그냥 고깃덩어리 육신(肉身)이 아니라, 빛나는 신체(神体)가 되도록 해야 한다.
아름다운 광채가 나도록 해야 한다.

우리의 육체를 그냥 육체가 아니라, 우주와 한 몸이 된 도체(道体)가 되게 해야 한다. 아름답고 빛나는 영혼으로 잘 가꾸어 가야 한다.

Chapter 4

단전은 몸의 중심이다

우리의 단전은 사심잡념(邪心雜念)과 번뇌망상(煩惱妄想)이 범접(犯接)할 수 없는 신성(神性)한 성역(聖域)이요, 언어도단(言語道斷)의 입정처(入定處)인 적멸보궁(寂滅宝宮)이다.

우리의 단전은 옥황상제(玉皇上帝)의 신전(神殿)이요, 오온(五蘊)이 개공(皆空)한 대적광전(大寂光殿)이다.

우리의 단전은 하나님이 계시는 성전(聖殿, 聖堂)이요, 부처님이 계시는 대웅전(大雄殿)이다.
때문에 적멸보궁과 대웅전, 신전과 성전, 입정처는 하나이다. 결국 부처님과 하나님, 옥황상제는 하나라는 것이다.

우리의 단전은 몸의 중심(中心)이요, 생명의 근본뿌리요,

우주의 근원(根源)이다.

단전(丹田)이란 우리 마음의 땅(心地, 心田)으로, 단(丹)이란 마음 단, 붉을 단이요, 전(田)이란 밭 전, 붉은 황토밭을 말한다.

단전이란 붉은 마음의 땅이요, 오염되지 않은 황토밭으로, 우리 본래의 마음이며, 자성(自性)자리요, 우리의 성품(性品)이다.

여기에서 말하는 단전은 명문단전(命門丹田)으로 태식호흡을 의미한다.
우리의 마음 땅(心田)에는 요란함도, 어리석음도, 그름도 없다.
경계를 따라 일어나는 사심잡념과 번뇌 망상의 때가 끼지 않도록 하는 공부가 바로 숨 공부요, 참선이요, 기도요, 명상이다.

우리 마음(自性)에 지혜의 등불을 밝게(光明) 밝히는 공부가 바로 정신수양이며, 정신수양이란 심전계발(心田啓發)로, 우리 영혼의 불씨가 꺼지지 않게 하는 공부요, 우리의 혼불을 빛나게 하는 공부요, 우리의 영혼을 보다 더 아름답고 빛나게 가꾸는 공부다.
때문에 우리의 단전은 하늘로부터 부여받은 근본자리로 천명지위성(天命之謂性)인 것이다.

하늘의 숨결이 머무는 곳인 천명(天命)의 자리가 바로 단전자리이다.

우리의 단전자리는 만법귀일(萬法歸一)의 자리요, 우주만유(宇宙萬有)의 근본자리요, 제불조사범부중생(諸佛祖師凡夫衆生)의 성품(性品)자리요, 일체중생(一切衆生)의 본성(本性) 자리이다.
우리의 단전은 천상천하유아독존(天上天下唯我獨存) 자리요, 독생(獨生)의 자리인 것이다.

단전으로 우주와 함께 숨 쉬며, 함께 사는 것이 바로 만법귀일(萬法歸一) 일귀하처(一歸何處)의 화두이다.
우리가 바로 성전이요, 신전이요, 적멸보궁이다.
우리가 바로 옥황상제요, 하나님이요, 부처님이다.

우리 숨 속에서 하나님, 부처님과 함께 숨을 잘 쉬어야 한다. 숨 속에서 진리를 찾고 道를 닦아야 한다.
우리의 근본자리에서 살아 숨 쉬고 있는 신성(神性, 佛性)을 회복하고 일깨워서 신격(神格)을 갖추고 신품(神品)을 이루어야 한다.

우리 본래의 모습을 완전히 회복하여 부처의 인격을 이루고 불보살의 삶을 살아가야 한다.
이것이 우리 모두의 바람이요, 사명이다. 이것이 우리 모두의 본업이요, 책무이다.

신성불가침(神性不可侵)의 성역(聖域)이 되라. 신격(神格)을 갖추어라. 모두가 다 신품(神品)이 되라.

우리 영혼의 근본뿌리인 우리의 신성(神性)을 완전히 회복하여 신품(神品)이 되고, 신격(神格)을 원만히 갖추어서 세상에 크게 유익을 주는 큰 인물들이 되라.

Chapter 5

사람이 곧 하늘이다

'인내천(人乃天)이니 사인여천(事人如天)하라'는 말은 사람이 곧 하늘이니 사람 섬기기를 하늘같이 하라는 것이다.

사람은 하늘이 만들어 낸 최고의 작품으로, 사람을 알면 하늘을 알 수 있다. 그래서 인간을 소우주(小宇宙)라고 한 것이다.

그렇다면 왜 인간이 하늘이고 작은 우주일까?
우리 인간은 하늘 없이는 한 순간도 존재할 수가 없다. 인간은 하늘이 만들어준 공기와 물과 먹을거리로 살아가며, 그 몸은 하늘과 한 몸이다. 그래서 인간을 소우주(小宇宙)라고 한 것이다.

또한 우리의 몸은 지구와 우주를 구성하고 있는 원소(元素)

들과 똑같기 때문에 우리 인간을 소우주라고 하는 것이다.
즉 사람은 늘 지구, 우주와 함께 숨쉬고 있기 때문에 사람이 곧 하늘인 것이다.
우리 인간이 곧 하늘이며, 하늘 사람인 것이다. 그래서 사람 섬기기를 하늘같이 하라고 한 것이다.

우리 인간이 우주의 중심이 되면 내가 우주가 된다. 내가 바로 우주의 주인이 된다.
우리 마음이 우주의 중심에 있으면 내가 우주의 중심이 되고, 내가 바로 우주가 된다.
우리의 숨이 곧 우주다. 우리의 목숨은 우주의 근원과 하나가 되어 존재한다.

우리는 그냥 인간이 아니라, 우주의 나요, 우주와 하나가 된 나이다.
우주는 음과 양의 조화로 변화되고, 밝음과 어둠으로 살아간다. 때문에 밤과 낮이 우주요, 하루가 우주요, 순간순간이 다 우주다.

우리는 우주 속에서 우주와 함께 살아간다. 우주와 함께 숨쉬며, 우주와 함께 존재한다.
나를 사랑함이 우주를 사랑함이 되고, 우주의 숨결이 나의 숨결이 되어 함께 살아가는 것이다.

인간이 소우주(小宇宙)가 아니라, 우주의 중심으로, 우주의 주인으로 함께 숨 쉬며 살아가는 것이다.

우리 인간은 밝음과 어둠, 낮과 밤 속에서 우주와 함께 더불어 살아간다.
때문에 우리 삶 속에 우주가 숨 쉬고 있고, 음양오행이 있고, 일월성신이 있고, 진리와 道가 함께 숨 쉬고 있는 것이다.
사람이 곧 하늘이니, 사람 섬기기를 하늘같이 한다면 우리 모두가 道人이 되어 이 세상 전체가 낙원이 될 것이다.

… Chapter **6**

참 나와 참 道는 하나이다

하늘땅 우주 안에 해와 달이 숨을 쉬니, 삼라만상(森羅萬象)이 부처님이요, 세상만물(世上萬物)이 춤을 춘다.

내가 찾던 참 나는 없고 없고 또한 없고 없으며(無無亦無無 무무역무무), 내가 찾던 참 道는 道가 아니고 아니고 또한 아니고 아니로다(非非亦非非 비비역비비).
내가 찾던 참 나는 그냥 그대로 있음(生存 생존)이며, 내가 찾던 참 道는 그냥 그대로 빛(光明 광명)이다.

내가 찾던 참 나는 영(靈, 빛)이며, 영혼(靈魂, 혼불)이다.
우리의 영혼은 보이지 않으므로, 없음이요, 무(無)인 것이다. 우리의 영혼은 살아 있으면 사라지고, 죽으면(숨으면) 나타나고 하면서 끊임없이 변화한다.

내가 찾던 참 道는 영(零, Zero)이요, 무(無)요, 공(空)이며, 무한대(無限大, ∞)요, 유(有)요, 색(色)이다.
우주의 빛을 따라 있기도 하고, 없기도 하면서 끊임없이 존재한다. 우주만물은 밝으면 나타나고, 어두우면 사라지고 하면서 끊임없이 변화하는 것이다.

참 나와 참 道는 하나이다. 우주의 빛을 따라 참 나로, 혹은 참 道로 끊임없이 변화하면서 존재한다.

참 나와 참 道는 빛이다. 밝음의 빛(낮, 양)과 어둠의 빛(밤, 음)을 따라 끊임없이 나타났다 사라졌다 하면서, 있기도 하고 없기도 하며, 보이기도 안 보이기도 하면서 존재하는 것이다.

내가 찾던 참 나는 누구이며, 어디에 있는 것일까?
내 몸 밖 그 어디에도 없으며, 내가 찾던 참 나는 지금의 내 목숨 속에 있고, 나의 숨 속에 꼭꼭 숨어 있다.

내 몸 안의 세포 하나하나가 다 참 나요, 내 몸 안의 육장육부(오장육부)가 다 참 나이다.
내 몸 안에 살고 있는 수억 만 개의 세포 하나하나가 다 나의 주인이요, 참 나다.

수억 만 개 세포 하나하나의 마음이 나의 참 마음이요, 내 안의 백성들이다.
나의 참 모습들이다. 나의 참 마음들이다.
참 나의 마음이 참마음이다. 참 나의 뜻에 충실하면 행복이 찾아온다. 내 몸 안 세포들의 감각에 따르고 보면, 저절로 참 나를 깨닫게 된다.
내가 찾던 참 道는 어디에 있으며, 참 道란 무엇을 말하는 것일까?
내 몸 밖 그 어디에도 참 道는 없다. 모두가 다 허상이요, 모두가 다 부질없는 뜬구름이다.
왜냐하면 내가 없는 참 道는 아무런 의미가 없기 때문이다. 나의 목숨이 끊어진 죽은 몸은 道가 필요 없기 때문이다.

내 몸 안의 기도(氣道)와 식도(食道)와 곡도(穀道, 항문)가 참 길이요, 참 道다.
내 몸 안의 대맥, 임맥, 독맥 등 기경8맥과 육장육부의 12경락이 참 길이요, 참 道다.
내 몸 안의 120,000km의 혈관이 나의 참 길이요, 참 道다.

내 몸 안의 기도와 식도와 곡도와 기경8맥과 12경락과 온몸의 혈관이 건강하고 튼튼하고 깨끗해야 내가 행복해지며, 내가 하고자 하는 일들을 즐겁게 잘 할 수 있다. 내가 원하는 모든 소원들을 원만히 성취할 수 있다.

내가 찾던 참 나와 참 道는 내 몸 안에 있다. 내가 쉬는 숨 속에 나와 함께 숨 쉬고 있다.
나의 목숨 속에 우주의 숨과 함께 숨 쉬고 있다.
우리의 목숨은 충분한 산소와 물과 제철 먹을거리를 원한다. 건강한 긍정의 마음을 간절히 원한다.
우리의 목숨과 하나인 산소는 우리 주위의 나무와 세상만물과 자연이 함께 만들어 준다.
우리의 몸속 물은 풍운우로상설이 만들어 준다.
우리의 먹을거리는 춘하추동 사계절이 제공해 준다.
우리의 참 마음은 끊임없는 심신작용으로 싹트게 된다.

우리의 목숨은 들숨과 날숨으로, 숨과 목숨과 우주와 진리와 道는 하나이다.
우리의 몸이 바로 우주요, 진리요, 道다.

우리의 목숨이 바로 천상천하유아독존(天上天下唯我獨存)이요, 독생(獨生)이요, 독로(獨路)요, 우주의 중심(中心)이요, 우리의 심지(心地)이다.

천지세간(天地世間)에 도전(道傳)이 숨을 쉬니, 내가 찾던 참 나는 내 몸 밖 그 어디에도 없으며, 내가 찾던 참 道는 이 세상의 수많은 글 모두가 다 아니고, 수많은 말들 또한 아니다.

내가 찾던 참 나는 내 안에 있으며, 지금 나의 들숨과 날숨 속에 있고, 내 몸 안의 세포들이 다 나의 주인이요, 참 나이다.
내가 찾던 참 道는 나의 숨 속에 숨어 있고, 나의 목숨이 바로 참 道요, 나의 몸이 바로 참 道다.

우주대자연이 그대로 다 道요, 이 세상에는 道 아닌 것이 하나도 없다.
그래서 道를 道라고 하면 道가 아닌 道요, 글과 말 속에 道가 있다고 하면, 우리가 찾던 참 道는 道가 아닌 가짜 道요 거짓 道라 할 것이다.

참 나와 참 道는 내 안에 있고 내 숨 속에 숨어 있다.
내 몸이 바로 우주요 진리요 道다. 우주대자연이 모두가 다 진리요 道다. 우주대자연이 모두가 다 내 몸과 하나요, 내 몸의 근원(根源)이요, 내 몸의 근본 뿌리이다.

참 나와 참 道는 하나이다. 참 나와 참 道는 그냥 그대로 우주요, 그냥 그대로 자연이요, 그냥 그대로 있음이요, 그냥 그대로 참 나요, 그냥 그대로 참 道요, 그냥 그대로 빛이다.
내가 빛이 되면 세상이 온통 낙원이 되고, 내가 빛나게 살면 세상이 온통 은혜로움이다.

道를 깨치면 道는 사라진다. 道를 깨치되 道는 없다.
道는 있음이요, 빛이요, 밝음이기 때문이다.

道는 神明(신명)이요, 道는 光明(광명)이다. 道 그 자체는 있음이요, 빛이요, 밝음이기 때문에 道를 확실히 깨친다면 道는 사라진다. 道의 그림자는 사라진다.
道는 道로 보이지 않고, 그냥 있음으로, 빛으로, 밝음으로 존재한다.

Chapter 7

음양오행과 안식일

사람들은 가끔 사주팔자를 점치고, 운명을 이야기하는데, 그 원리의 핵심에는 음양오행이 자리 잡고 있다.

음양오행(陰陽五行)이란 道와 진리(眞理)를 의미하고, 일월(日月, 음양)과 화수목금토(火水木金土, 오행)인 일주일을 말하며, 일주일을 진리와 道로 살면 매일매일이 안식일(安息日)이 된다는 뜻이다.

일요일에 일을 하지 않고 편안히 쉬는 것이 안식일이 아니라, 일주일 동안을 진리로 살고, 중도(中道)로 살고, 하늘의 뜻으로 살면, 언제나 편안히 숨 쉴 수 있어 행복하다는 뜻이다.
월요일부터 금요일, 토요일까지 열심히 일하고, 일요일을 안식일로 삼아 편안히 쉰다는 뜻이 아니다.

매일매일의 순간을 진리로 살고, 중도로 살고, 하늘의 뜻대로 살면 언제나 편안히 숨쉴 수 있어서 늘 행복하고 평화롭다는 의미이다.

궁중(宮中)이나 청와대 등에서 사용되었던 일월오악도(日月五岳圖 혹은 日月五峰圖) 역시 음양오행을 의미하고 있는데, 왕(대통령)이 백성을 다스림에 있어서 사리사욕이나 사사로운 감정이 아닌 진리와 道, 하늘의 뜻으로 정치를 하라는 상징적 교훈이 담겨져 있다.

음양오행의 진리란 순간순간, 매일매일, 일주일, 한 달, 봄 여름 가을 겨울 동안의 변화에 잘 순응하는 것이요, 우주대자연의 섭리를 거스르지 않는 것이며, 세상 만물과 함께 더불어 잘 사는 것이다.

음양오행으로 사주팔자를 점치고, 운명을 논하는 것은 의미가 없다. 그저 이론이요, 말이요, 오락게임에 불과하다.

우리의 모든 삶이 진리와 道로, 자연과 더불어 올바르게 오래도록 잘 살면 하늘의 뜻에 가깝게 된다.

매일매일 좋은 가르침과 실천으로 열심히 잘 살면, 원하는 대로 행복한 낙원의 삶을 살 수 있을 것이다.

Chapter 8

뭘 찾지도 잡지도 말아라

살다보면 인생이 참 별게 아니라는 것을 알게 된다.

무엇을 애써 찾으려 하지도 말고, 무엇을 애써 잡으려 하지도 말고, 무엇인가를 애써 이루려 하지도 말아야 한다.

지금 현재의 삶을 그대로 잘 지키고, 그대로 살고, 그대로 잘 즐겨야 한다.
해가 뜨면 뜬 대로 살고, 해가 지면 지는 대로 살아야 한다.
배고프면 먹고, 졸리면 자고, 피곤하면 쉬며, 아주 자연스럽게 즐겨야 한다.
현재를 사랑하고, 자신을 사랑하고, 지금 있는 그대로를 사랑하며, 지금을 잘 즐겨야 한다.
지금 현재 숨을 잘 쉬고 있음을 감사해야 한다.
내 몸 안의 세포 하나하나가 다 나의 주인이요, 내 몸 안의 생명체 하나하나가 다 참 나요, 참 나의 마음이 바로 참 나이다.

지금 현재를 참 나로 살고, 지금 현재를 참 마음으로 살아야 한다. 나는 그저 참 나의 머슴이요, 심부름꾼이다.

자연과 하나 되어 함께 숨 쉬고, 바람과 구름과 비와 이슬과 서리와 눈과 하나 되어 함께 살며, 세상만물과 하나 되어 함께 즐겨야 한다.

서로를 진정으로 사랑하고, 서로에게 진정으로 감사해 하며, 서로 다정하고 즐겁게 살면 행복은 저절로 찾아온다. 낙원이 이룩된다.

Chapter 9

마음을 비우면 하늘이 보인다

마지막 자존심마저 모두 놓아 버리고 버려야지만 참으로 텅 비운 것이 된다.
남들과 비교하는 마음도 내려놓고, 체면치레와 겉치레도 벗어놓고, 돈과 명예도 접어놓고, 욕망과 꿈도 놓아두고, 빈 마음으로 가다 보면 참으로 텅 비울 수 있게 된다.

때로는 비위가 상해야 하고, 속 창자가 다 녹아 버려야 하고, 애간장이 다 타버려서 간 쓸개가 매일매일 바싹바싹 말라야 한다.
아프고 힘들고 고달파야 놓게 되고 비울 마음이 생긴다. 그냥은 잘 비워지지가 않는다.
반드시 크나큰 대가를 치루고 나서야 텅 비울 수 있게 된다.

미치고(狂), 환장(換腸)을 하고, 환골(換骨)을 하여야, 탈태(奪胎)를 한다.
범부중생의 마음에서 성인(聖人)의 마음으로 바뀌어야 허심탄회(虛心坦懷)해진다.
좋은 것에 잘 미쳐야 좋은 결과가 나타난다.
환장(換腸)을 통하여 악하고 더럽고 추악한 병든 마음들을 말끔히 쓸어 버려야 한다.
환골(換骨)을 통해서 대의명분(大義名分)에 더욱 투철하고, 원리원칙에 더욱 충실하고, 인과의 이치를 더욱 확실하게 깨치고, 불생불멸(不生不滅)의 道에 더 가까워져야 한다.

그렇게 하면 마침내 범부중생(凡夫衆生)에서 벗어날 수가 있으며, 성인(聖人, 道人)의 반열에 들 수 있다.

하늘 마음이 되기가 얼마나 힘들고, 하늘 사람 되기가 얼마나 어려운지는 겪어보지 않고서는 아무도 모른다. 그러나 하늘의 마음을 얻어 하늘 사람이 되었을 때의 행복감은 그 누구도 짐작할 수 있는 것이 아니다. 되어 보지 않고서는 알 수가 없다.

Chapter 10

참다운 승리자

백전불태(百戰不殆)란 백 번을 싸워서 두려움 없이 다 이긴 다는 말이다.

사람이 백번을 싸워서 백번을 다 이기려면 하루 3시간씩, 10년 동안 1만 시간 이상을 투자하고 힘을 써서 노력해야 가능한 일이다.

산전(山戰), 수전(水戰), 택전(澤戰, 늪지), 육전(陸戰, 평지)에 다 능해야 참으로 잘 싸울 수 있을 것이다.

언제 어디서, 그 누구와 싸워도 당당히 이길 수 있는 사람이 참으로 잘 싸우는 사람이요, 참으로 강한 힘을 가진 사람이다.

인생살이에 있어서 참으로 잘 싸우는 사람은 싸워서 이기되, 패자를 적이나 원수로 만들지 않는 사람이며, 이런 사람은 위대한 승리자로 존경을 받는다.
참다운 승리자는 약자(弱者)와 패자(敗者)를 강자(强者)로 이끌어 주는 사람이며, 강자는 더욱 강한 사람으로 인도하여 참 인간으로 길이 기억된다.

죽음이란 숨짐이요, 숨음이다

죽음이란 우리 육신의 죽음이요, 목숨의 멈춤이요, 영혼의 숨음이다.

숨이 멈추면 죽음이 된다. 그래서 죽음이란 숨짐이다.
우리의 영혼 속에 숨어 있는 숨짐이요, 숨음이다.

목숨이 죽게 되면 우리의 영혼 속에 목숨이 숨어 있게 된다.
따라서 우리의 영혼은 숨이 숨은 나요, 목숨이 숨어 있는 나다.

숨과 목숨은 하나이며, 우리의 숨은 영원하다. 나의 존재도 영원하다. 삶과 죽음은 하나이다.

영혼 속에 숨은 나는 죽은 나요, 살아 숨 쉬는 나는 산 나이다.
살아 숨 쉬는 나와 숨 속에 숨은 나는 하나이다.

사람이 죽으면 천당이나 지옥으로 가거나, 육도세계(六途世界)인 천도 인도 수라 축생 아귀 지옥세계에 간다고들 말한다.
태어나서 잘 살다가 죽으면 천당으로 가고, 제대로 살지 못하고 죽게 되면 지옥으로 간다는 것이다.

우리 생명의 근본씨앗인 영혼은 육신이 죽은 후에 천당에 가는 것이 중요한 것이 아니라, 보다 나은 생명을 얻어 다시 잘 태어나는 것이 훨씬 더 중요한 목표이다.

매일매일의 순간을 건강하고 슬기롭게 잘 사는 것이 참으로 중요하다.

생사(生死)가 대사(大事)이기 때문에, 생사의 이치(理致)를 크게 깨달아야 한다.
생사를 해탈(解脫)하여 생사에서 자유(自由)로움을 얻어야 한다.
생로병사는 변화에 해당하므로, 매 순간순간을 건강하게 살아야 한다.

Chapter 12

젖먹이들의 언어

갓 태어나 젖을 먹는 아이들의 언어는 웃음과 울음뿐이다.

배가 고프면 울고, 똥을 싸거나 오줌을 싸도 울고, 기분이 나빠도 울고, 몸이 아파도 운다.
그렇다면 웃을 때는 언제일까.
어머니의 젖을 먹을 때 웃고, 어머니와 눈이 마주칠 때 웃고, 간지러우면 웃고, 누가 웃으면 따라서 웃고, 즐거우면 웃는다.

갓난아이들은 어머니의 뱃속에서부터 태식호흡(무호흡)을 하고 있었기 때문에, 온몸으로 숨을 쉬고(피부호흡), 온몸으로 느끼며, 온몸으로 말을 한다.

갓난아이들은 몸 안의 세포 하나하나가 모두 건강하고 튼튼하기 때문에 웃음과 울음만으로도 말을 할 수 있으며, 너무나도 순수하고 너무나도 맑기 때문에 주위의 환경 변화에 매우 민감하게 반응하게 되며, 좋고 싫은 것을 웃음과 울음으로 표현한다.

갓난아이들은 산소와 물과 영양분이 충분하고, 온도와 습도가 적당하면 온몸으로 기뻐하며 웃지만, 산소나 물 또는 영양분이 부족하거나 온도와 습도가 맞지 않으면 온몸으로 울면서 짜증을 낸다.

그래서 사람들은 갓난아이를 하늘 마음을 지닌 하늘 사람이라고 하며, 천진난만한 어린이를 닮고 배우라고 한다.
무엇을 닮고 배워야 하는지 한번 곰곰이 생각해 보자.

갓난아이로부터 닮아야 할 것은 다름 아닌 태식호흡이다. 젖먹이들의 태식호흡을 닮고 배우라는 뜻이다.

태식호흡을 잘하는 사람이면 누구나 하늘마음을 지닌 하늘 사람이 될 수 있다.

태식호흡이란 무호흡이요, 온몸호흡이며, 피부호흡이요, 명문호흡이다.

Chapter 13

바른 눈, 지혜의 눈

깨달음의 눈으로 우주를 보라. 지혜의 눈으로 세상을 보라. 양심의 눈으로 자신을 보라.

옳고 그름을 잘 구분하는 눈이 지혜의 눈이요, 진실과 거짓을 잘 구분하는 눈이 양심의 눈이며, 道와 道가 아닌 것을 잘 구분하는 눈이 깨달음의 눈이다.

올바르게 잘 사는 사람은 지혜로운 사람이요, 진실하게 잘 사는 사람은 양심적인 사람이요, 정의롭게 잘 사는 사람은 참으로 용감한 사람이다.

선과 악을 잘 구분하여 착하게 잘 사는 사람은 참으로 좋은 사람이요, 道에 맞게 중도(中道)로 잘 사는 사람은 크게 깨달은 사람이다.

올바른 눈을 가진 사람은 행복만 보이고, 지혜로운 눈을 가진 사람은 진실만 보이고, 깨달음의 눈을 가진 사람은 부처만 보인다.

태양보다 더 따뜻하고, 달보다 더 아름답고, 구름처럼 바람처럼 살아가는 사람이 있다면, 그는 아마도 하느님이요, 부처님일 것이다.

자성광명(自性光明)으로 살고, 지혜광명(智慧光明)으로 살고, 자비광명(慈悲光明)으로 살면, 우주만유(宇宙萬有)가 다 부처님이요, 세상만물이 다 하느님이다.

Chapter 14

천당(天堂)은 참 좋은 곳이다

누구든지 천사처럼 착하게 살면 죽어서 천당에 간다고 한다.
그렇다면 천당이란 어떤 곳일까.
천당은 하늘 천(天) 자와 집 당(堂) 자를 쓰며, 뜻 그대로 하늘나라에 있는 집이다.

하늘나라에 우주선(宇宙船, 우주정거장) 말고 사람들이 사는 집이 있을까?

사람의 영혼을 신(神)이라 부르지 말고, 사람의 영혼이 사람의 몸을 받지 못하고 존재하는 곳을 천당이다 지옥이다 말하지 말라.
그리고 신들이 사람을 지배하고, 세상을 마음대로 할 수 있다고 현혹하지도 말라.

우리의 영혼살이에는 그 나름의 뜻이 있다. 지난 삶에 대한 반성과 대가도 치러야 하고, 새로운 인생을 설계하는 그 나름의 의미가 있는 것이다.

천당이란 시커먼 어둠의 집(玄堂 현당)으로 어머니의 자궁(子宮)을 의미한다.
우리 태초(太初)의 집은 어머니의 자궁으로 어두운 집을 의미한다.

죽어서 지옥가지 말고 천당 가라는 말이 아니라, 살아생전(生前)에 죄고(罪苦)의 지옥생활에서 복락(福樂)의 천당 삶을 살라는 말이다.

사람이 잘 살다가 죽은 후에 다시 잘 태어나서 좋은 부모를 만나 잘 사는 것이 최고의 인생이요, 최고의 행복이며, 최고의 축복이다. 이것이 바로 천당의 삶이다.

나의 천당, 내가 바라는 천당은 남은 여생(餘生)을 잘 사는 것이다. 죽는 순간까지 잘 살다가 잘 죽는 것이다. 그리고 또다시 좋은 부모를 만나는 것이다.
나의 불씨(영혼)를 따라 새 부모를 잘 만나는 것이다.

사람이 만일, 죽은 후에 그 영혼이 한 곳에 오래 머물러 있거나, 사람이나 동물의 몸속에 의지해 있게 되면, 다시 태어나는데 많은 어려움이 있으며, 영식(靈識)이 매여서 진급의 길이 막히게 된다.
사람의 몸으로 다시 태어나기가 참으로 어렵고, 건강한 몸으로 태어나서 바른 법(正法)을 다시 만나 잘 수행한다는 것이 참으로 어려운 일이다.

천당이란 어쩌면 지금 우리가 살고 있는 집과 직장과 세상이 아닐까?
사람들은 밤에 깊은 잠을 잘 때, 자신이 살아 있음을 알지 못한다. 숨 쉬고 있음을 느끼지 못한다.
지금 나의 천당은 바로 내 몸이다. 내 몸 안의 세포들이 편안히 숨 쉬고 있는 내 몸이 바로 천당이다.
수억만 개의 세포들이 참 나요, 나의 주인들이다. 참 나가 살고 있는 내 몸이 바로 천당이다.

어머니 뱃속에서의 태아호흡은 지상낙원의 숨이요, 지상낙원에서의 천당 삶이다. 곧, 어머니의 자궁이 지상낙원이다.
지금 내가 살고 있는 집이 천당이다. 지금 현재 내가 머물고 있는 곳이 바로 천당이다.
죽어서 천당 가는 꿈을 꾸기보다는 지금 현재를 천당으로 꾸미는 것이 훨씬 더 쉽지 않을까?
지금 현재 천당 사람으로 살아가는 것이 더 시급하지 않을까?

Chapter 15

하늘이 원하는 인간의 도리

인간이 하늘을 위해서 할 수 있는 일들에는 무엇이 있을까?
적게, 느리게, 다 함께, 자연 그대로 사는 것이다.
인간 뿐 아니라 세상만물이 다 하늘의 자손이요, 소유물이요, 재산이다.

하늘은 큰 것을 바라지 않는다.
하늘은 세상 만물이 자기의 자리에서 자신의 도리를 다하는 것을 원하고 바랄 뿐이다.
그 이상도 그 이하도 아니다.
쉽다면 아주 쉽고, 어렵다면 아주 어렵고, 아주 하찮은 것일 수도 있다.
숨 잘 쉬고, 잘 먹고, 잘 배출하고, 잘 자고, 욕심 부리지 않고 일을 잘하면 된다.
거짓말하지 않고, 잘 돕고, 잘 주고, 잘 받으면 된다.

아주 평범한 인간의 도리를 한번 살펴보자.

첫째, 타인에게 폐를 끼치지 않고, 도움을 주어야 한다(衆善奉行).
남에게 도움을 주되, 받는 이나 주는 이 모두가 피해를 입지 않도록 해야 한다.
서로에게 도움이 되고, 서로에게 이익이 되게 해야 한다(自利利他, 相扶相助).

둘째, 본인 스스로가 자신을 잘 도와야 한다.
하늘은 스스로 돕는 자를 돕는다. 스스로를 돕지 못하면서 남을 돕는 것은 의미가 없다.
내가 바로서야 가정, 사회, 국가, 세계가 따라서 바로 서게 된다.

셋째, 주변 사람을 잘 보살펴야 한다.
자신의 주변에 있는 사람들을 잘 보살피는 것이 나의 부족한 점을 메울 수 있는 기회가 되기 때문에 성심성의껏 보살펴야 한다.
이웃을 내 몸같이 잘 사랑해야 평화가 찾아온다.

넷째, 남의 도움을 잘 받아야 한다.
사람은 혼자서는 살아갈 수가 없다. 때문에 남의 도움을 감사한 마음으로 받고, 잘 사는 법을 배워야 한다.

남이 돕고 싶도록 살고, 남의 도움이 헛되지 않도록 하는 것이 보답이 됨을 알아야 한다.

다섯째, 스스로를 잘 지켜야 한다.
스스로를 잘 보존하기 위해서 살얼음을 밟듯이 조심하고 주의하며, 자신을 잘 운전해 가야한다.
스스로 돕고, 남이 돕고, 부모 조상이 돕고, 하늘이 돕도록 해야 한다.
자신의 몸과 마음을 잘 가꾸고, 가족을 잘 지켜야 잘 사는 것이 된다.

여섯째, 자신과의 약속을 잘 지켜야 한다.
양심이 하늘이다. 양심이 주인이 되게 해야 한다. 자신의 양심을 따라 올바르게 잘 사는 일이 쉬워 보여도 사실은 가장 어려운 일이다.

일곱째, 인간의 본업인 도업(道業)에 충실해야 한다.
영생을 한결같이 잘 살도록 힘써야 하며, 인간의 도리를 벗어나지 않고, 하늘의 뜻에 따라 세상이 원하는 삶을 살고, 향내 나는 하늘의 삶을 살아야 한다.

여덟째, 목숨이 끊어지는 그 순간까지 우리의 영혼을 아름답고 빛나게 가꾸어야 한다.
보다 향상된 영적 성숙을 위해 끊임없이 노력해야 하며, 행주좌와어묵동정간(行住坐臥語默動靜間)에 죽음의 보따리를 철저히 잘 싸도록 해야 한다.

하늘은 스스로 돕는 자를 돕는다. 하늘은 스스로 알아서 하늘이 되어 사는 사람을 사랑한다.

Chapter 16

최고의 참 스승님들이여!

이 세상에서 숨을 가장 잘 쉬는 호흡법의 최고 스승은 누구일까?
갓난아이들이다. 어머니 뱃속의 아이들은 태식(胎息)이요, 무호흡(無呼吸)이다.
그래서 천록(天祿)이 나오며, 지상낙원의 삶을 사는 것이다.

사람들은 천진난만한 갓난아이를 닮으라고 한다. 그 말은 결국 갓난아이의 호흡을 배우라는 것이다.

호흡법에 있어서는 철없는 갓난아이들이 우리의 참 선생이다. 참 선생은 우리를 웃게 하고 평화롭게 한다.
갓난아이는 우리에게 평화를 주고 웃을 수 있게 하는 참 좋은 스승으로, 숨을 잘 쉬면 평화가 찾아온다.

요즘 집에서 키우는 동물들은 거의 다 비만이다. 많이 움직이지 않고, 많이 먹기 때문이다. 조금만 뛰어도 숨이 거칠어지고 변비로 힘들어 한다.
하지만 야생동물들은 절대로 과욕하지 않는다. 과욕하면 잡아먹히거나 병들기 때문이다.

야생동물들은 아랫배로 숨을 쉬며, 자신의 처지에 맞게 분수껏 살아간다.
동물(動物)이란 움직이는 존재를 뜻하며, 잘 움직이는 동물들이 우리의 참 스승이다.

식물은 소리 없이 온몸으로 숨을 쉰다. 공기와 함께 숨 쉬고, 하늘과 함께 숨 쉬고, 물과 함께 숨 쉬고, 땅과 함께 숨 쉰다.
식물들은 격이 없다. 그냥 식물이다. 숨 쉬는 동물들에게 무상으로 공기를 제공하며, 모든 동물들의 먹을거리가 되어 준다. 참 좋은 스승이다.

자연은 살아 숨 쉬고 있다. 지구는 태양을 중심으로 역동적으로 돌고 있고, 하늘은 끊임없이 변하며, 땅은 살아서 꿈틀거리고 있다.
자연은 자연 그 자체이다. 모든 것을 다 품어 안으며, 모든 것을 다 살려낸다. 또한 자연은 모든 것을 다 죽이기도 하면서 변화를 일으킨다.
자연은 그냥 자연이 아니라, 능히 모든 것을 다 살리기도 하고, 모두 다 죽일 수도 있는 아주 큰 힘을 가진 존재이다. 위대한 스승이다.

갓난아이들을 닮고, 자연을 닮으라.
아이들이 스승이고, 자연이 스승이다.

Chapter 17

열린 마음, 깨달음의 길

지금까지 전해져 오고 있는 수많은 경전들 속에는 제불 제성 제현(諸佛 諸聖 諸賢)들께서 일생을 통하여 깨닫고 실천한 진리의 말씀들과 삶의 내용 등, 용심법(用心法)이 기록되어 있는데, 우리는 그 많은 경전들 속에서 다음의 몇 가지 공통적인 교훈들을 발견할 수 있다.

첫째, 무엇이든지 스스로의 실행이 없었던 것은 타인에게 권하지 않는다.

둘째, 실담(實談)을 위주로 하고, 형이상학적이고 고원한 (고차원적인) 말은 삼간다.

셋째, 타인에 대한 칭찬이든 악평이든 사실보다 과장해서 말하지 않는다.

넷째, 아무리 좋은 말이라도 장황하게 많은 이야기를 하지 않고, 상대의 심기를 살펴서 한 두 마디로 감화시킨다.

다섯째, 자신이 잘 알고 있는 것이라 할지라도, 남에게 묻고 확인한 후에 道를 삼는다.

여섯째, 농담이라도 남을 깎아내리는 말을 하지 않으며, 구화(口禍)의 습관을 갖지 않는다.

일곱째, 남의 말을 자기가 깨친 것처럼 내세우지 않고, 대중의 기운을 한 곳에 모은다.

여덟째, 일부의 몇몇 사람만을 위한 것이 아니라, 누구든지 쉽게 이해할 수 있는 쉬운 말을 사용한다.

아홉째, 이 말이 굴러 나아가면 세상에 어떠한 영향을 미칠 것인가를 항상 유의해서 말을 한다.

열째, 언제나 자연스러운 가운데 법과 사람, 모두를 살리는 방향으로 말을 한다.
이상에서와 같이 모든 성현들께서는 道에 입각해서 도인(道人)으로 사는데 힘쓰셨고, 끊임없이 道를 닦는 구도자(求道者)로 사셨으며, 언제나 열심히 道를 펴는 지도자로 사셨음을 알 수 있다.

Chapter 18

숨공부에 모든 것이 다 있다

세월은 사람을 기다려 주지 않는다. 빨리 중심을 잡고, 빨리 실천을 하라.
깨달음의 길, 영생의 길을 향해 부지런히 잘 가야 할 때다.

道공부, 진리공부, 수많은 공부 중에 가장 중요한 것은 숨공부요, 숨살이다.
우리의 숨 속엔 진리도 있고, 道도 있고, 우주도 있다. 모두 다 들어있다.

지금 무엇을 하고 있는가! 어디에서 무슨 업(業)을 행(行)하고 있는가!
어서 빨리 실천을 하라.
인생살이는 별 것이 아니다.
숨공부가 참공부요. 숨살이가 제일이다.

인생이란 한 생명체가 자연인으로 왔다가 한 줌의 흙이 되어 자연의 품 안으로 되돌아가는 것일 뿐이다.
그냥 한 수행자로 살다가 아름다운 영혼으로 되돌아가는 것이다. 그리고 올 때가 되면 또 다시 오는 것이다.

참선(參禪)도 숨공부요, 기도(祈禱)도 숨공부요, 명상도 숨공부이다.
숨공부로 우주와 하나가 되고, 숨살이로 자연과 하나가 되라.
물과 공기와 하나 되고, 바람과 구름과 하나 되고, 밤과 낮과 하나가 되라.
하루하루 숨공부로 진리를 깨쳐라. 깨달음을 얻어라.
자연인이 되어라. 자유인이 되어라.

자연으로 돌아가라. 자연의 품에 안겨라.

우주의 빛으로 영원히 빛나게 하라. 빛나는 영혼으로 영생을 살아라.

Chapter 19

사람이 하늘이다

이 세상에 먹지 않고도 살 수 있는 사람이 있을까?

밥은 하늘님의 종합선물이다.
밥은 이 세상에서 가장 소중한 하늘님이다.
물과 공기는 이 세상에서 가장 귀한 하늘님이다.

이 세상에 하늘님 아닌 것이 하나도 없다.
우주가 다 하늘님이요, 자연이 다 하늘님이요, 세상 만물이 다 하늘님이다.

하늘님은 참 아름답다. 하늘님은 참 위대하다. 사람이 하늘님이다.
사람은 참으로 고귀(高貴)한 하늘님이다.

사람이 하늘이다. 사람 속에서 하늘을 보면 하늘이 된다.
사람을 하늘로 잘 섬기면 하늘 사람이 된다.

사람이 하늘로 살아야 행복해진다. 사람이 하늘이 되면 평화가 온다.

자연이 하늘이요, 밥이 하늘이요, 사람이 하늘이다.
이 세상에 하늘 아닌 것이 하나도 없다.

Chapter 20

삶과 죽음은 하나이다

하루를 이야기할 때, 24시간이라 말을 하고, 밤과 낮을 합하여 하루라고 말하듯, 인생을 말할 때에도 삶과 죽음을 합하여 인생이라 말을 한다. 생(生)과 사(死)는 원래가 하나이다.

삶 속에도 죽음이 있고, 죽음 속에도 삶이 깔아있다. 우리는 매순간마다 살았다 죽었다를 반복하면서 끊임없이 살아간다.

우리들의 들숨이 삶이라면, 우리의 날숨은 죽음으로 끊임없이 살아가는 것이다.

들숨의 산소(O_2)는 삶의 밑거름이 되지만, 날숨의 이산화탄소(CO_2)는 죽음의 밑천이 된다.

사랑과 감사는 삶의 원천이 되지만, 원망과 미움은 죽음의 씨앗이 된다.

생은 사의 근본이 되고, 죽음은 또다시 새로운 인연을 맺는 근본이 되어 낳고, 늙고, 병들고 죽는 변화를 겪게 된다.
사랑하고, 미워하고, 욕심 부리며 아옹다옹 살아감을 어찌 참 인생이라 할 것인가.

우주의 진리는 돌고 도는 것이다. 오면 가고, 가면 오며, 있는 것은 없는 데로, 없는 것은 있는 데로, 주는 자는 받는 자가 되고, 받는 자는 주는 자가 되는 것이 만고불변의 진리이다.
그러므로 법도 있게 잘 주고받고, 법도 있게 잘 왔다 가야 진급이 되고, 은혜를 입으며 잘 살 수가 있다.

세세생생 거래(去來) 간에 잘 주고 잘 받으며, 잘 왔다 잘 가야 참으로 잘 살 수가 있고, 참으로 행복한 인생이 된다.

Chapter 21

온몸으로 행하라

한 마음 깨치면 참 나가 나타나고, 한 마음 어두우면 거짓된 나가 나타난다.
항상 깨어 있으라. 항상 바르게 살아 있으라.

보되, 눈으로 그냥 보지 말고 온 몸으로 보며, 들되, 귀로 그냥 듣지 말고 온 몸으로 들으며, 생각하되, 머리로만 그냥 생각하지 말고 온 몸으로 생각하며, 말할 때, 입으로 그냥 말하지 말고 온 몸으로 말하며, 행할 때, 그냥 행하지 말고 온 몸으로 행하라.

그리하면 참 나와 참 道는 언제나 함께 할 것이다. 영원히 빛날 것이다.

Chapter 22

참으로 감사하라

생로병사는 고통의 산물이 아니라, 늘 감사하고 늘 행복하게 하는 선물이다.
태어나서 감사하고, 이처럼 잘 살아 있다는 것에 감사하라.
아픔으로 아픔을 알게 해서 감사하고, 아픔으로 아픔을 이기고 살아 있다는 것을 참 행복으로 알라.
늙음으로 젊은 시절의 아름다운 추억을 알게 해서 감사하고, 늙음으로 많은 경험과 지혜를 얻을 수 있음을 감사해야 한다.
죽음은 사라짐이 아니다. 인생의 아름다운 결실로, 나의 목숨이 숨은 새로운 나로 다시 태어날 수 있는 희망이 있어 감사하고, 죽음은 내 목숨의 숨짐이요 숨음으로, 또다시 태어나 새로운 삶을 살 수 있다는 것에 참으로 감사하고, 참으로 행복해하라.

Chapter 23

우주의 중심이 되라

우리의 마음이 우주의 중심에 있으면 내가 바로 우주의 중심이 되고, 내가 바로 우주가 된다. 나의 숨이 곧 우주다. 나의 목숨이 바로 우주의 근원과 하나 되어 존재한다.
나는 그냥 내가 아니라, 우주의 나요, 우주와 하나가 된 나이다.
우주는 음과 양의 조화로 변화되고, 우주는 밝음과 어둠으로 살아간다. 때문에 밤과 낮이 우주요, 하루가 우주요, 순간순간이 다 우주다.
우리는 우주 속에서 우주와 함께 살아간다. 우주와 함께 숨쉰다.
나를 사랑함이 우주를 사랑함이 되고, 우주의 숨결이 나의 숨결이 되어 함께 살아가는 것이다.
인간이 소우주(小宇宙)가 아니라, 우주의 중심으로 함께 숨쉬며 살아가는 것이다.

Chapter 24

자기 자신은 본래 神이다

자기 자신은 본래 神이다.
욕심과 성냄과 어리석음으로 살면 자신의 참 모습이 망가진다.
돈과 명예와 이해관계로 살면 참 마음의 눈이 죽어간다. 악마로 변한다.

내가 바로 서면 남들도 따라서 바로 서고, 세상도 바르게 된다.

자신의 신성(神性)을 회복하여 신인(神人)이 되라. 신명(神明)이 되라.
광체(光體)가 나는 참 사람이 되라. 도체(道體)가 되어 道에 맞게 道의 삶을 살라.

Chapter 25

세상의 빛이 되는 사람

참 道와 좋은 말씀들이 세상의 빛이요 희망이 아니라, 참 道와 좋은 말씀으로 잘 사는 사람들이 세상의 빛이요, 세상의 주인이다.

사람이 만일 참 道와 좋은 말씀들을 외면한다면, 참 道는 쓸모가 없어지고 좋은 말씀들은 잔소리가 된다.

사람이 만일 참 道와 좋은 말씀들의 노예가 된다면, 참 道는 참 道를 닦는 걸림돌이요, 좋은 말씀들은 말 재주만을 키워 줄 뿐이다.

참 道는 잘 닦고, 잘 깨치고, 잘 실천해야 빛이 나고, 좋은 말씀들은 마음속 깊이 새겨들어서 잘 실천해야 내 것이 된다. 인격이 된다.

Chapter 26

한결같은 마음을 지켜라

무슨 일을 하든지 오래도록 잘하고, 의미 있게 잘하고, 바르게 잘하고, 원칙대로 잘하고, 한결같은 마음으로 잘하고, 대중과 함께 하라.

무슨 일을 하든지 믿음으로 하고, 정성으로 하고, 천천히 제대로 하고, 무리하지 않게 순리로 하라.

무슨 일을 하든지 섬김의 마음으로 하고, 불공하는 마음으로 하고, 기도하는 마음으로 하고, 하늘마음으로 하라.
그리하면 하는 일이 즐겁고, 삶이 행복하고, 인생이 아름답다.
일심(一心)이 행복이요, 일직심(一直心)이 실력이다.

Chapter 27

영생(永生)의 도반(道伴)

운형수제(雲兄水弟)라 함은 구름은 형님이요, 물은 동생이라는 말이다.

날이 가고 달이 가면 형님인 구름은 빗물이 되어 동생이 되고, 동생인 빗물은 구름이 되어 형님이 된다.
구름과 빗물은 형제간(兄弟間)으로 영원한 세월동안 친구가 된다.

스승과 제자의 관계도 영생(永生)의 도반(道伴)과 같다.
스승이 죽어 다시 태어나면 누구에게 道를 묻고 누구를 스승 삼을 것인가.

자신이 가르친 제자를 찾아서 공부를 다시 하게 되니, 제자가 스승이 되고, 스승은 다시 제자가 되니 영겁(永劫)의 도반(道伴)이라 할 것이다.

도반이란 영원한 세월동안 함께 하는 좋은 친구를 말한다. 금생(今生)뿐 아니라 내생(來生)도, 또 그 다음 생(生)도, 영원히 함께 할 참 좋은 친구를 일컫는 말이 도반(道伴)이다.

하늘은 우리에게 해님이 되라고 하고, 구름은 우리에게 달님이 되라고 한다.
자존심 내려놓고 체면도 벗어놓고 밤하늘 별님으로 빛나게 살라고 한다.
구름은 형님으로, 빗물은 동생으로 형제가 되라고 한다. 친구로 살라고 한다.
스승은 제자가 되고, 제자는 스승이 되어 영생의 도반으로, 영겁의 수행자로 큰 道를 깨치라고 한다. 큰 道人이 되라고 한다.

 태식호흡 숨 공부로 영혼을 빛내고, 아름다운 영혼으로 가꾸라고 한다.
 태식호흡 참 공부로 영생을 빛내고, 자신의 영혼을 영원토록 닦으라고 한다.

제 2 장
태식호흡과 道

Chapter 1

미래 세상의 道法

앞으로의 세상은 집집마다 도인(道人)이 사는 세상이요, 직장마다(일터) 도사(道士)가 사는 세상이요, 세상이 온통 진인(眞人)으로 가득 찬 세상이다.

바쁘게 사는 세상에 맞는 도법, 빠르게 변화하는 시대의 도법, 머리를 많이 쓰며 사는 세상의 도법, 스트레스를 많이 받으며 사는 세상의 도법, 환경이 오염된 시대의 도법이란 무엇일까?

그것은 바로 숨 쉬는 호흡법이다. 숨을 잘 쉬는 공부법, 우리 생명의 불꽃이 시들지 않게 하는 공부법, 어떠한 상황 속에서도 중심을 잃지 않고 사는 공부법이 가장 필요하고, 가장 시급하다.

앞으로의 세상은 말이나 이론으로만 사는 세상이 아니다.
진실한 실천으로 사는 세상이요, 최상의 실력으로 승부를 해야 하는 세상이다.
올바른 정신과 피나는 노력, 끊임없는 실천만이 진정한 행복을 가져다주는 세상이다.

성자와 철인들의 말씀을 파는 시대는 지났다. 말씀대로 사는 시대요, 말씀대로 살아 숨 쉬는 시대이다.

숨 공부가 제대로 되어야 건강할 수 있으며, 정신도 바로 서게 된다.

숨 잘 쉬는 공부가 우리의 생명을 좌우하고, 우리의 건강을 좌우하며, 우리의 인생을 좌우한다.

숨 잘 쉬는 공부를 제대로 해야지만 우리의 영혼을 빛나게 할 수 있으며, 올바른 정신을 간직할 수 있다.

숨이 살아나야 세상이 밝아진다.
태식호흡법으로 건강을 지키고, 행복을 가꾸고, 세상을 지키자.
태식호흡은 우리 영혼의 숨결이다.

Chapter 2

우리 민족의 정서와 문화

우리가 잘 알고 있고, 즐겨 부르는 아리랑의 본래 의미가 많이 손상되고, 잘못 전해지고 있다.

우리 민족은 원래 도의 민족이었고, 도인문화와 선비문화를 가지고 있었으며, 선비정신으로 충만한 양반문화를 추구하였다.

우리 민족이 즐겨 부르던 노래는 '아리랑'과 '노세 노세 젊어서 노세'이다.

'아리랑'과 '노세 노세 젊어서 노세'의 본뜻을 살펴보면 다음과 같다.

아리랑 아리랑 아라리요

(알리라 알리라 알아야 하리라)
아리랑 고개를 넘어 간다
(한 깨침, 또 한 깨침으로 큰 깨우침을 얻어 나아간다)
나를 버리고 가시는 님은 십리도 못가서 발병난다
(내 안의 양심을 버리고, 내 안의 참 나를 버리고, 내 안의 하늘 님을 버리고 사는 사람은 십년도 못가서 병들어 죽고 만다)

노세 노세 젊어서 노세
(놓세 놓세 젊어서 놓세)
늙어지면 못 노나니
(늙어지면 못 놓나니)

'아리랑'은 참 나를 깨달아야 한다는 깨달음의 노래이며, '노세 노세 젊어서 노세'는 도를 공부하는 즐거움으로 살라는 아주 흥겨운 수행의 노래이다.

우리 민족은 본래 道 닦기를 좋아하고, 학문 익히기를 좋아했으며, 선비정신 함양을 즐겼다.

우리는 지금 우주 대자연의 섭리와 도의 본질과 생명의 근원에 입각한 도공부로 거듭나야 한다. 선비정신으로 재무장해야 한다.

우리는 이제 새로운 도인문화와 선비문화를 만들어 가야 한다.
道가 바로 서고, 진리가 바로 살고, 우리의 정신이 올바르게 살아나야 한다.

道가 죽고, 진리가 땅에 떨어지고, 정신이 병들면, 세상도 따라서 병들게 되며, 사람도 따라서 사악해지고 타락하게 된다.
道를 살리고, 道人文化를 살려야 한다.
道德으로 재무장을 해야 너도 살고 나도 살고 우리 모두가 함께 산다.

Chapter 3

道란 무엇인가?

우리가 말하는 道란 무엇일까?

道란 진리요, 하나님(하느님)이요, 우주요, 창조주요, 조물주요, 자연의 섭리이다.

道란 우주요, 음양오행이요, 일월성신(日月星辰)이며, 일월(해와 달)이요, 음양이요, 밤과 낮이요, 밝음과 어둠이요(빛이요), 하루 24시간이다.

道란 밝음과 어둠, 따뜻함과 차가움의 기운으로 인하여, 풍운우로상설로 변화하고, 이에 따라 춘하추동 사시(四時)가 순환하고, 그 속에서 만물의 생로병사로 변화하고, 사생(태·란·습·화)의 심신작용을 따라 흥망성쇠로 변화하며, 진급강급과 은생어해(恩生於害), 해생어은(害生於恩)으로 무한히 건설되고 변화하고 있다.

사람은 땅 위의 동물 중 하나요, 만물의 영장으로, 심신작용(心身作用)을 따라 건강도 하고, 행복도 하고, 평화롭게 잘 살 권리와 함께 의무와 책임도 있다.

道란 눈을 떴다 감았다 하는데 있고, 숨(목숨)을 들이마시고 내쉬는데 있고, 먹고 배출하는데 있고, 잘 자고 잘 일어나며, 건강하고 행복하게 잘 사는데 있다.

자연이 道요, 세상만물이 모두 道요, 우리의 삶이 다 道다. 때문에 道를 떠나서는 한순간도 살아갈 수가 없다.

Chapter 4

道를 알고 보니 도는 도가 아니더라

道가 무엇인지를 조금 알고 보니, 내가 알고 있던 道는 道가 아니었고, 내가 알고 있던 나는 참 나가 아니었으니 참으로 우습고 참으로 부끄럽구나.
경전 속에도 道가 없고, 말씀 속에도 道가 없다. 경전을 보고서도 道를 알 수가 없고, 말씀을 듣고서도 道의 길을 갈 수가 없다.

道는 우주요, 음양오행이요, 자연이요, 일월성신이요, 풍운 우로상설이요, 춘하추동이요, 밤낮이다. 세상만물이 다 道요, 道가 아닌 것이 이 세상에 하나도 없다.
道가 숨쉰다. 道가 말한다. 道가 손짓한다. 세상만물이 다 道로 숨쉬고, 道를 말하고, 道의 참 모습으로 존재한다.

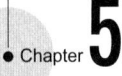

참 道는 참 삶이다

참 道는 지극히 담담(淡淡)하여 높고 낮음도 없고, 좋고 싫음도 없으며, 냄새도 맛도 빛깔도 없다.

참 道는 없는 듯 있고, 있는 듯 없으며, 있다고도 할 수 없고, 없다고도 할 수 없다.

오직 아는 자(者)만이 아는 참 실재(實在)이며, 말이나 글로 표현하면 죽고 만다.

사람이 道가 있으면 산 사람이 되고, 道가 없으면 죽은 사람이 되며, 사람이 道를 떠나면 방황의 길이 열리고, 道를 무시하면 천대를 받는다.

참 道는 우리의 숨 속에 꼭꼭 숨어 있어서, 아는 자만이 찾을 수 있고, 아는 자만이 닦을 수 있으며, 말 없는 가운데 항상 바른 말을 하면서 늘 함께한다.

道는 닦으면 닦을수록 빛이 나고, 가까이 하면 할수록 아름답다.
道는 우리의 목숨이요, 우리의 삶이자 목표이고, 꿈이며, 희망이다.

참 道는 만인(萬人)의 길이요, 땅의 길이요, 하늘의 길이요, 우주의 길이며, 도인(道人)의 길이다.

참 道는 진리요, 생명이요, 빛이요, 정의요, 평화요, 행복이다. 아름답고 빛나는 영혼이다.

사람이 길을 잘 가면 아주 편안하고 신바람이 난다.
참 道와 함께하면 늘 행복하다.
참 道를 잘 닦으면 늘 신명(神明)이 난다.

참 道는 참 길이요, 참 삶이다.

Chapter 6

참 나를 찾아서

하늘이 아무리 높다 하지만, 내 발 아래 땅 위요, 나의 눈 아래 공기이다.
태산이 아무리 높다 하지만, 내 발 아래 흙, 먼지요, 나의 눈 아래 땅이다.

눈, 비, 바람이 아무리 매섭다 하지만, 나의 옷깃만을 스쳐 갈 뿐 나의 속마음까진 지날 수 없다.

道의 길이 아무리 멀다 하지만, 나의 숨길 안에 있고, 道의 길이 아무리 험하다 하지만, 깊은 숨을 쉬고 나면 평탄한 道의 길이 열릴 것이다.

道를 노래하고, 道를 말하고, 道를 숨쉬며, 道와 더불어 살아가건만, 왜 사람들은 道! 道! 道! 하며 외치고 사는 것일까?
道는 내 안에 살고, 나와 더불어 늘 함께 있고, 나의 숨 속에 늘 존재하건만 사람들은 왜 그렇게 道를 외면하는 것일까?
道를 너무 먼 곳에서 찾으면 안 된다. 너무 어렵게 생각하지 말아야 한다.
道는 우리가 들숨과 날숨을 잘 쉬고, 나와 나의 오장육부가 잘 화(和)하면 영원히 함께 할 것이다.

우리의 몸은 먹을 것과 입을 것, 살 집이 필요하지만, 우리의 마음이 편치가 않다면, 좋은 집, 좋은 옷, 좋은 음식이 아무런 소용이 없다.

우리가 살아가는데 있어서 돈과 지식, 명예가 소중한 것처럼 여겨지지만, 우리의 영혼을 영원히 기쁘게 할 수는 없다.
태초의 숨결만이 우리의 영혼을 평안케 할 수 있고, 태초의 빛만이 우리의 마음을 참되게 할 수 있다.

내 안에 태초의 숨결로 참 마음의 등불을 밝게 밝히고, 정성스러운 들숨과 날숨으로 참 나로 바르게 살게 해야 한다.
내 안에 참 道가 살 집을 짓고, 참 내가 그 집에 살게 해야 한다.
천상천하(天上天下)의 유아독존(唯我獨存)으로, 하늘, 땅,

사람 앞에 당당하게 살아가야 한다.

지금 내가 호흡하는 들숨과 날숨 속에서 나를 느끼고, 나의 세포 하나하나를 느끼고, 오장육부를 느끼고, 나의 전부를 느껴라!

들숨과 날숨 속에서 세상을 느끼고, 만물을 느끼고, 우주를 느껴라!
들숨과 날숨이 참 나요, 참 실존이다. 그 외의 모든 것은 다 부질없는 것이다.

우리는 영생이라고 하는 씨줄을 바탕으로 하여 들숨과 날숨이라고 하는 순간의 날줄로 인생을 짜 만들며 살아간다.

숨을 쉬는 지금 이 순간에 나를 잃어버린다면 불량인생이 되거나 빈껍데기 인생이 되어 버린다.

순간을 영생처럼 살고, 들숨과 날숨을 정성스럽게 하여 보람찬 인생이 되게 해야 한다.

지금 나의 숨결을 따라서 나와 너 모두가 하나가 되고, 우주의 숨결과 하나가 되게 해야 한다.
지금 나의 숨길을 따라서 사람의 길을 가고, 땅의 길을 가고, 하늘의 길을 가야 한다.

그렇게 하면 하나님의 길과도 만나고, 예수님의 길과도 만나고, 부처님의 길과도 만나고, 공자님의 길과도 만나고, 모든 성자 철인들의 길과도 만날 것이다.

우리 모두 성자(聖者)의 길을 따라 성인(聖人)의 삶을 살아보자.

Chapter 7

道를 닦으며, 苦를 사랑하라

道를 닦는다는 것은 어쩌면 고(苦)를 사랑하는 것으로부터 시작하는 것은 아닐까?
고(苦)를 모르면 참 나를 발견할 수 없고, 道의 길을 잘 갈 수도 없다.
우리가 道를 구(求)하고 도를 닦는 것은 마치 금광석에서 금을 채취하는 것과도 같은 것이다.

일 톤(1t, 1,000,000g)짜리 광석(돌덩어리)에 2g 정도의 금(金) 성분만 있어도 우리는 이것을 금광석이라고 한다.
이 돌덩어리를 1,000℃ 이상의 뜨거운 용광로에 넣게 되면, 금이 아닌 것들은 모두 다 녹아 없어지거나 타버리고, 마지막에 순금 2g 정도만 남는다.
진짜가 아닌 것들은 모두 태워버릴 수 있어야 한다. 참 나가 아닌 거짓 나는 모두 깨어 부수어 버려야 한다.

50만분의 1 정도의 가능성만 있어도 귀히 여길 줄 알아야 한다. 1백만 개 가운데에서 2개의 진짜만 있어도 그것을 찾아 나설 수 있어야 한다.

일생(一生)이고 영생(永生)이고, 가능하기만 하면 도전해 볼 수 있는 용기가 있어야 한다.
道를 이루어 생사(生死)를 자유롭게 하고, 마음을 마음먹은 대로 쓸 수만 있다면, 그것을 위해 평생, 영생을 닦아갈 자신감이 있어야 한다.

자기 안의 밝은 빛(참 나)만을 남겨 놓고, 지금까지 잘못 쌓아왔던 모든 것들을 미련 없이 모두 불태워 버릴 수 있어야 한다.
거짓 나를 잘 버리는 지혜와 인내, 정성과 노력만이 도심(道心)을 살려낼 수 있다.

도를 닦는 사람은 기필코 도를 이루어 우주를 구원(道成救宇 도성구우)하리라는 큰 서원을 가져야 한다.
고(苦)가 없으면 道가 없고(無苦無道), 道를 이룬 자는 또한 고(苦)가 없다(通者無苦)는 진리를 깨달아야 한다.
번뇌가 곧 깨달음이요(煩惱卽菩提), 깨달음이 곧 번뇌(菩提卽煩惱)라는 이치를 알아야 한다.

우리 몸뚱어리 자체가 바로 고(苦)의 덩치(五陰盛苦 오음성고)로, 마음에 들지 않는 미운 사람들과 자주 마주치는 것도 고통(怨憎會苦 원증회고)이요, 구해서 이루어지지 않는 것도 고통(求不得苦 구불득고)이요, 사랑하는 사람들과 떨어져 지내는 것도 고통이요(愛別離苦애별이고), 언젠가는 반드시 죽어야 하는 것도 고통(死苦 사고)이요, 사람이면 누구나 다 병들어 신음하며 살아야 하는 것도 고통(病苦 병고)이요, 사람이 추하게 변하면서 늙는 것도 고통스러운 일(老苦 노고)이요, 인간으로 태어난 그 자체가 바로 고통(生苦 생고)이다.

사람이 살다 보면 괴로움의 고통(四苦八苦 사고팔고)이 떠날 날이 없다.
사람에게 가장 소중한 것(道)을 얻으려면, 고통은 반드시 뒤따른다. 그래서 오죽하면 고해(苦海, 고통의 바다)라고 했을까?

우리가 道를 닦고 도를 편다는 것은 고통의 바다를 잘 헤엄쳐 가는 것과 같다.
물고기가 물을 떠나서는 한 순간도 살 수 없듯이 사람이 道를 잘 닦으려면 고(苦)를 지극히 사랑할 수 있어야 한다.
고(苦)를 가장 가까운 벗으로 여기며 살아가야 한다.
마침내는 고(苦)를 즐길 줄도 알아서 낙(樂)으로 변할 고(苦)를 더 열심히 사랑해야 한다.
그리하여 마침내는 통자무고(通者無苦)임을 몸으로 직접 체득해야 한다.
지금까지의 모든 고통과 괴로움은 도심(道心)을 일깨우기 위한 구도(求道)의 과정이요, 배려인지도 모를 일이다.

우리가 도를 닦는다는 것은 어쩌면 재색명리(財色名利)를 위해 전진기어(前進gear)를 넣고, 앞으로 달리는 것이 아니라, 후진기어(後進gear)로 왔던 길을 다시 되돌아 가는 일이다.
되돌아가서 잘못 쌓아왔던 나쁜 습관들을 고쳐야 한다.
잘못 길들여진 거짓 나를 닦아내야 한다.
잘못 맺어왔던 상극의 인간관계를 상생으로 바꾸어야 한다.
미처 못 주고 빼앗았던 것들을 다시 되돌려 주어야 한다.
잘못 걸어온 길 위에서는 방황도 하고, 갈등도 하며 걸어가야 한다.

苦를 사랑하면 우리의 본성(本性)을 깨닫는 가장 귀한 선물이 되므로, 고(苦)는 어쩌면 하늘이 주신 가장 따뜻한 배려일지도 모른다.
苦와 친구가 되면, 우리의 신성(神性)을 말끔히 회복할 수 있을 것이다.

Chapter 8

수도인(修道人)이 가는 길

수도인이 가는 길은 아주 멀고도 험난하다. 험난하다 못해 아예 길이 없는 경우도 많다.
그래서 끊임없이 마냥 가야만 하는 정처 없는 나그네의 길이 되기도 한다.
수도인의 길은 아주 먼 길이요, 끊임없이 계속 가야만 하는 길이다.
수도의 길이란 매우 힘이 들고 지루하지만, 지난 뒤에 돌이켜 보면 무척 아름다운 길이다.
수도인의 길은 아주 좁은 골목길이다. 여러 사람이 한꺼번에 가는 길이 아니다.
버스나 기차로 가는 길도 아니요, 자가용이나 비행기로 가는 길도 아니다.
오직 좁은 골목길을 맨 몸으로 걸어서 가야한다. 1주일에 끝나는 길도 아니요, 100일만에 다 갈 수 있는 길도 아니요, 몇 년 만에 갈 수 있는 길도 아니다. 평생을 가고, 영생을 가고, 끊임없이 계속 가야만 하는 길이다.
수도인의 길은 오직 천직(天職)으로 알고, 운명으로 받아들여야 갈 수 있는 길이다.

수도인의 길은 가고 싶어서 가는 길이어야 한다. 억지로는 갈 수 없으며, 스스로 알아서 가는 길이다.
수도인의 길은 길동무가 있어야 한다. 도반이 있어야 하고, 道를 사랑하는 사람들과 함께 오순도순 정답게 가야한다.
혼자서 가고, 혼자서만 道를 이룬다면 그 道는 의미가 없다.
모두가 다 같이 가고, 모두가 다 道를 이루어서, 모두가 다 도인이 되어야 한다.
모두가 다 행복하고, 모두가 다 평화롭게 살아가야 한다.
수도인의 길은 그 사람이 가는 길이라면, 나도 한 번 가보고 싶다는 그런 길이어야 한다.
그래서 너도 가고, 나도 가고, 모두가 다 갈 수 있는 길이어야 한다.
모두가 다 가는 길이라면 좋은 길이요, 평안한 길이 될 것이다.
수도인의 길은 세상을 평화롭게 하는 길이요, 인류를 행복하게 하는 길이다.
수도인의 길은 아름다운 길이요, 즐거운 길이요, 가 볼만한 길이다.

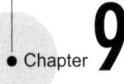

성인군자의 삶

道를 생각하고, 道를 말하고, 道를 행하며, 道가 아닌 것은 보지도, 듣지도, 말하지도, 행하지도 않는 사람을 우리는 성인군자라고 한다.

사람이 성인(聖人)으로, 군자(君子)로, 도인(道人)으로, 진인(眞人)으로 오래도록 존경 받으며 잘 산다는 것은 참으로 어렵고, 참으로 힘들다.

자신의 잘못이나 세상의 일을 남의 탓으로 돌리지 않고, 남에 의해 좌우되지도 않으며. 남과 비교하지도 않고, 남에게 의지하지도 않고, 남을 탓하지도 않고, 남보다 늘 자신을 바로 보며 살기란 참으로 힘든 일이 아닐 수 없다.

인간의 감정이나 욕망, 지위나 권세, 빈부격차 등에 구애

받지 않고, 인간의 길을 잘 가기란 참으로 힘든 것이다.

외부 환경이나 외부의 유혹에 흔들리지 않고, 항상 중심(中心)을 잃지 않으며, 바르게 잘 살기란 참으로 힘들다.

어떤 경우에도 인간의 도리를 저버리지 않고, 자신의 분수를 잘 지키며, 언제나 최선을 다하고, 자기 자신을 잘 다스리며 산다는 것은 참으로 어렵다.

성인군자는 절대로 하늘을 원망하지 않으며, 조상과 부모를 탓하지 않고, 언제나 하늘 무서운 줄을 알아서 한 점 부끄럼 없이 당당하게 살아간다.

성인군자는 성현들의 말씀이 절대로 땅에 떨어지지 않게 하며, 법도에 어긋남이 없이 부지런히 최선을 다하며 살아간다.

성인군자는 곧 도덕군자(道德君子)요, 도인이요, 참 사람이요, 참으로 귀한 사람들이다.

성인군자는 향내 나는 사람이요, 아름다운 사람이요, 사람의 스승으로 늘 존경을 받는 하늘 사람들이다.

성인군자는 도관덕왕(道冠德王)의 주인공(主人公)들로, 道

의 관(冠)을 쓴 사람들이요, 덕(德)의 왕(王)들이다.
큰 道를 크게 깨쳐서 큰 德을 베푼 사람들이다.

이 세상에서 道의 관을 쓴 것보다 큰 벼슬은 없다. 이 세상에서 德의 왕이 된 것만큼 큰 명예(출세)는 없다.

성인군자는 이 세상에서 가장 큰 벼슬이요, 이 세상에서 가장 큰 영예이다.

성불제중(成佛濟衆)이 큰 벼슬이요, 홍익인간(弘益人間)이 큰 출세이다.

Chapter 10

하늘의 배려

하늘이 장차 사람에게 큰 일을 맡기려 할 때에는(天將降大任於斯人也 천장강대임어사인야) 먼저 그 마음과 뜻을 괴롭혀 힘들게 하고(必先勞其心志 필선노기심지), 뼈 마디마디가 꺾이고, 뼈 마디마디가 쑤시는 고난을 당하게 하며(苦其筋骨 고기근골), 그 몸을 굶주리게 해서 속이 쓰라리고 아프게 하고(餓其體膚 아기체부), 그 생활은 빈궁에 빠뜨려거지 중에 상거지로 만들며(窮乏其身行 궁핍기신행), 하는 일마다 꼬이고 어지럽게 하느니라(拂亂其所爲 불란기소위). 이렇게 하는 것은 그의 마음을 두들겨서 참을성과 참된 성품을 길러주기 위함이요(動心忍性 동심인성), 지금까지 할 수 없었던 일을 능히 할 수 있게 하기 위함이니라(增益其所不能 증익기소불능).

천지는 일월이 없으면 빈 껍데기에 불과하고(天地無日月空

殼 천지무일월공각), 일월은 사람이 없으면 빈 그림자에 불과하니라(日月無知人虛影 일월무지인허영).

사람에게 만일 양심이 없다면, 금수(동물)와 무엇이 다르리요.
양심이 곧 진리요, 정의요, 참 나요, 참 길이요, 참 삶이라.
하늘의 뜻에 따라, 양심에 따라, 바른 길을 따라 살다보면 우리의 영혼은 늘 깨어 있을 것이다.

 하늘 마음이 되라, 하늘 사람이 되라, 하늘이 되라.

Chapter 11

향내 나는 삶, 빛나는 영혼

한 번에 큰 것을 얻으려고 하는 것보다 모래를 쌓는 마음으로 작은 것에 정성스러운 것이 오히려 큰 진전이 있을 것이니 서두르지 말고 작은 것을 아름답고 소중히 여겨라.

참 마음은 수련 속에서 찾고, 숨 속에서 찾고, 내 안에서 찾아야 한다.
참 마음은 하늘마음이요, 빛나는 영혼이요, 양심이다.
작은 생각 하나하나도 빛나감이 없고서야 가히 참 마음을 알았다 할 수 있으리라.

일체의 사심 잡념과 일체의 번뇌 망상들이 와 닿지 않는 곳이 바로 참 마음이요, 참으로 바른 마음이다.

도인(道人)의 삶이란 지금 이 순간을 아주 지혜롭게 살 줄 알고, 지혜를 바탕으로 자비와 사랑을 잘 실천하는 삶이다.

참 마음을 잘 간직하고, 참 마음을 잘 실천하는 일이 참으로 지혜로운 삶이요, 향내 나는 삶이다.

말을 조심하고 삼가면 거짓말을 하지 않을 것이다. 말을 많이 하고 말을 아낄 줄 모르면 그 속에 거짓이 섞이기 쉽다. 말을 하되 가려서 하고, 상대방이나 세상에 미치는 영향을 생각해서 해야 한다.

같은 비지만 가뭄에 오는 비는 환영을 받고, 장마철에 오는 비는 외면을 받는다. 누군가를 도우려고 할 때는 상대가 간절히 원할 때 소중한 것을 주어서 귀히 여기도록 해야 한다.

충고는 잘 받아들이면 약이요, 살이요, 인격(人格)이 되지만, 그것을 잘못 주거나 받으면 서로에게 상처를 된다.

뭐든지 잘 받아서 품으면 거름이 되고 유익이 된다. 안으로 삭히는 공부를 잘해야 한다. 인내는 쓰지만 그 열매는 단 법이다.

Chapter 12

道는 체득이요 과학이다

백번 듣는 것보다 한 번 직접 보는 것이 낫고(百聞不如一見), 백번 보는 것보다 한 번 직접 행하는 것이 더 나으며(百見不如一行), 백번 행하는 것보다 한 번의 깨달음이 낫다(百行不如一覺).백번의 깨달음보다는 한 번의 체득이 더 낫다(百覺不如一得).

道는 체득이다.
道는 몸으로 직접 체득하여 세포 하나하나로 직접 느껴야 한다.
아무리 많이 보고 듣고 알고 깨달았다 하더라도 몸 전체로 직접 행동하여 체득하지 않는다면 그냥 이론이요, 말이요, 구호요, 문자일 뿐이다.

말과 이론으로는 道의 참맛을 모른다.

우리의 몸 전체로 직접 체득하고 몸 전체로 직접 느껴야 道를 道라고 말할 수 있다.
체득이 없는 道는 죽은 道요, 쓸모가 없는 道다.

道는 과학이다.
하늘의 정확한 검증을 받아야 하고, 대중의 엄격한 심판을 받아야 한다.
하늘의 검증과 사람의 심판은 본인 스스로 하고, 시간이 하고, 역사가 한다. 말로는 할 수가 없다.
깨달음의 눈으로만 가능하다.

참 道는 나의 숨결과 하늘의 숨결과 만물의 숨결이 하나된 것을 온몸으로 느낄 수 있을 때 나타난다.

참 道는 지극한 정성이 있을 때에만 느낄 수 있고, 피나는 노력의 결과로 알 수 있고, 온몸으로 매달릴 때 나타난다.

참 道는 우리의 삶이요, 우리의 인생이다.

자연이 참 道요, 잘 살아있음이 참 道다.
정성이 道요, 피와 땀과 눈물이 참 道다.

Chapter 13

참 道는 말로 표현하면 죽는다

양보다 질을 중시하고, 겉보다 속을 중시하고, 몸치장보다 마음치장을 중시하고, 물질보다 정신을 중시하고, 말보다 실천을 중시하며 살자.

겉치장을 하기보다는 속을 충실하게 치장하면서 살아가는 사람들은 말이 필요 없으며, 생각이 자기 자신의 내면을 향해 있기 때문에 남에 대한 불평불만이 없다.

좋은 말씀과 좋은 이론들은 말과 글을 위해 존재하는 것이 아니라, 진정한 실천을 위해 존재하는 것이다. 말이 많고 이론이 철저하면 속은 비어 있기 마련이다.
참 道는 말이나 문자로 표현되면 죽게 된다. 속치장보다 겉치장에 신경을 쓰기 시작하면 참이 죽기 시작한다.

속보다 겉이 아름다우면 속은 보잘 것이 없어진다.
남에게 보여주기 위한 삶은 마음의 가난을 불러 온다.
실속이 있고, 속마음이 편안하면 평화가 찾아온다.
억지로 살고 욕심으로 살면 짜증이 쌓이고 재앙이 찾아오기 시작한다.
뭐든지 자연스럽고 편안해서 道에 맞으면 행복과 아름다움이 깃들게 된다.

道의 궁극적인 최종 목표는 화(中和 중화)이므로 자기 자신과는 물론 대하는 모든 존재들과 잘 화하고 친하도록 하라.

이 세상의 모든 식물들은 그 존재의 최고 정점(頂点)에서 자연스럽게 꽃을 피우고 향내를 풍기며, 달콤한 꿀을 제공하고 열매를 맺는다. 그리하여 마침내는 새 생명을 새롭게 탄생시킨다.

우리 인간도 우리 존재의 최고 정점에 이르면 그의 삶에서 향내가 나고, 마음이 참되고 참되어 세상을 아름답게 하는 道와 덕(德)의 주인공이 된다.

우리 인생에 있어서 가장 소중한 것은 소유나 물질이 아니라 경험이라는 것을 알아야 한다.
좋은 경험이든 나쁜 경험이든 충실하게 하고 보면 소득이 있을 것이다. 결실이 있을 것이다. 그리하여 마침내는 완성

(完成)의 정점에 꿋꿋이 서게 될 것이다.

순간순간의 삶을 중시하고 삶의 과정들을 중시하며, 매사에 충실하고 하는 일에 열성과 최선을 다하면 떳떳하고 당당하게 잘 살 수 있다.

Chapter 14

사는 것이 道를 닦는 것이다

사람이 道를 닦는다는 것과 사는 것은 같은 것이다.
道를 닦는 것이 사는 것이 되고, 사는 것이 중도(中道)이다.

道와 삶은 둘이 아니요, 하나이며, 늘 함께 하는 존재로 잘 화합해야 한다.
道와 삶이 각자 놀면 불행이 따르게 되며, 고통스럽게 된다.

세상에서는 道가 없는 사람을 일러 목 떨어진 사람이요, 살아 있으되 죽은 사람이라고 한다.
道가 있는 사람은 법(法)이 없어도 살 사람이요, 도인(道人)과 같다고 말을 한다.

사람에게 道가 없으면 양심이 죽고, 정의를 실천할 힘이 사라진다.
道가 있으면 양심이 살아 숨 쉬게 되며, 道가 아니면 보지도 듣지도 말하지도 행하지도 않게 된다.

사람에게 道가 없으면 양심을 팔고, 정의를 무시하게 되며, 진실을 싫어한다.
인내심이 없어지고, 사람을 올바르게 사랑할 줄 모르고, 억지를 부리며 화를 잘 내게 된다.
착한 것을 보면 시기하고, 악한 것을 보면 쉽게 친해진다.

사람에게 道가 살아 숨 쉬고 있으면, 지극히 밝은 빛으로 살고, 지극히 정성스럽게 살고, 지극히 공정하게 살고, 지극히 자연스럽게 살고, 서로를 지극히 사랑하며 산다.

道가 있으면 지극히 순수하고 지극히 아름답다.
道는 밝음이요, 정성스러움이요, 공정함이요, 자연스러움이요, 사랑이기 때문이다.

Chapter 15

수도인들의 시험

道를 공부하는 사람들은 수시로 시험을 치러야 한다. 수도인들의 시험은 일반인들의 시험과는 다르다.

그렇다면, 수도인들은 어떤 과정을 거치게 되는 것일까?

첫째, 가지고 있던 모든 복을 빼앗긴 후에 시험을 치르고 심판을 받는다.
이때의 시험은 매우 어렵고, 심판은 아주 냉엄하다. 시험을 치르는 동안의 시련과 고통, 아픔은 이루 말할 수 없으며, 이때의 시련으로 자존심과 명예 등이 한없이 추락하게 되는데, 아무리 발버둥을 쳐 봐야 소용이 없다. 추락하는 것은 날개가 없다는 말처럼, 추락하는 중간에는 해결의 실마리가 보이지 않는다.
완전히 추락하여 가장 밑바닥에서 짓밟히고, 찢기어지고,

심하게 멍든 후, 기진맥진한 상태가 지나서 다시 눈을 떠보면, 그때서야 새 길이 보이고 그 고비를 넘겼음을 확인하게 된다.

둘째, 모든 재앙과 불행, 고통과 시련, 아픔이 일시에, 그리고 한꺼번에 몰려온다. 숨 돌릴 틈을 주지 않는다. 인정사정없이 몰아붙인다. 이때는 길이 보이질 않는다. 오직 하늘 신명님께 매달리고, 수련에 더욱 매진하는 길 뿐이며, 죽어도 좋으니 道만은 꼭 이루게 해달라는 간절한 기도와 신념만이 구원의 손길이 될 뿐이다.

셋째, 주위의 모든 인연과 소유하는 모든 것들이 불행의 원천이 되는 시험에 들기도 한다.
이때는 더 벌려고, 더 소유하려고 하지 말아야 한다. 현상유지만 하면, 아주 잘되는 것으로 알아야 한다. 뭐든지 더 소유하려고 하지 말고, 오히려 필요 없는 것은 줄여 나가야 한다. 그리고 어디로 가려고 하지 말고, 오직 죄지은 사람처럼 근신(謹身)하면서 참회의 기도와 피나는 적공으로만 일관해야 할 때가 많다.

넷째, 가지고 있는 것들을 모두 다 빼앗긴 후에, 가장 나쁜 것들만 받게 되는 경우가 있다.
시험은 최악의 경우에 가장 어려운 문제로 부닥치게 되며, 이때 시험을 잘 치러야 진급의 길이 열린다.

道를 구하고 道를 닦는데 필요하지 않은 것은 다 버려야 한다. 그래야 비로소 道를 소유할 수 있게 된다. 이때는 道를 제외한 모든 것을 다 버리고 포기할 수 있어야 한다.

다섯째, 진정한 행복은 불행의 먹구름이 완전히 걷힌 후에야 찾아옴을 느끼게 된다. 모든 불행과 고통이 완전히 가시면 행복이 다시 찾아온다. 기다리고 있었다는 듯이 말이다. 모든 재앙이 완전히 물러가면 따스한 고마움의 숨결이 피부로 느껴지게 된다.

수도인에게 진정으로 행복한 때는 道를 이루려는 간절한 마음이 충만해 있을 때이며, 道를 위해서라면 아까운 생명까지도 기꺼이 불사를 수 있다는 불타는 구도의 정열이 살아 숨 쉬고 있어야 한다.

도인(道人)이 되고자 수도(修道)의 길에 들어선 사람은 누구나 다 생사(生死)를 걸고 정진(精進)해야 하며, 죽기 살기로 수련해야 하고, 죽는 날까지 끊임없이 구하고 닦아야 한다.

Chapter 16

道공부를 잘하려면

사람이 道공부를 잘하려면 버려야 할 것도 많고, 하지 말아야 할 것도 많으며, 꼭 해야 할 일도 많다.

버려야 할 것들에는 무엇이 있을까?

첫째, 사람이 추운 곳에 오래 머물다 보면, 소변을 자주 보게 된다. 왜일까?
몸 안에 수분이 많이 있으면, 체온이 섭씨 36.5도 이하로 떨어져 추위에 살아남기 힘들게 된다. 그래서 수분을 가능하면 빨리 몸 밖으로 내보내야 한다. 그래서 겨울에는 소변을 자주 보게 되는데, 이것은 체온이 섭씨 36.5도 이하로 떨어지는 것을 스스로 방지하려는 자연발생적인 생리현상이다.
이와 마찬가지로 道공부를 하려는 사람은 먼저, 지난 세상에 잘못 살아온 모든 것들을 말끔히 청산하고 소멸해야 한다.
나쁜 습관과 지금까지 잘못 길들여온 관념과 사상, 지식 등 모든 것을 버리고 정리하여 깨끗하고 순수한 입장에서 道공부를 시작해야 한다.

사람이 道공부를 해서 道를 이루려면, 道와 거리가 먼 것들은 과감하게 버릴수록 좋고, 道와 거리가 먼 것들은 아예 가까이 하지 말아야 한다.
道가 아닌 것은 보지도 말고, 듣지도 말고, 말하지도 말고, 행하지도 말아서 늘 道와 가까이 하고, 道를 모시고 받드는 신앙인의 삶으로 이어져야 한다.

둘째, 추운 곳에 오래 머물다 보면, 온 몸의 피부가 수축되는 것을 목격하게 된다. 왜 그럴까?
이것은 추위에 노출되는 몸의 면적을 줄이려는 신체적 변화이다.
추위에 노출되는 몸의 면적이 크면 클수록 생명유지에 위협이 되기 때문이다.
道공부를 하는 사람들도 道공부와 거리가 먼 것들은 가능하면 피하고 멀리해야 한다. 여기저기 다 쫓아다니고, 모든 것을 다 즐겨서는 안 된다.
활동의 면적을 줄이고, 되도록 근신하며, 조용히 道공부에 열중해야 한다.

道공부를 꾸준히 잘 할 수 있도록 규칙적인 생활을 하고, 잠자는 시간과 먹는 시간, 노는 시간 등을 줄여 道공부에 도움이 되는 쪽으로 계문 등을 스스로 만들어 실천해 가야 한다.
겨울철 나무들이 열매도 버리고, 잎도 버리고, 가지의 모든 기운들을 뿌리에 머금고 겨우살이를 통하여 죽지 않고 살아남듯, 道공부도 역시 道만을 위해서 모든 것을 다 접어놓고 근본에 충실하도록 힘써야 한다.

셋째, 꼭 해야 할 것들을 잘 골라서 해나가야 한다.
추우면 몸이 떨리고 턱도 떨린다. 왜 그럴까?
몸 전체가 떨리는 것은 불필요한 수분도 거의 다 빼버리고, 몸의 면적도 최소한 줄인 상태에서 더 이상 버틸 수 없을 때 나타나는 현상으로, 몸을 스스로 떨게 하여 운동을 하게 함으로써, 열을 발산하는 것이 살아남기 위한 마지막 몸부림인 것이다.
뭐든지 죽기 살기로 최선을 다해야 한다. 적당히 대충해서는 안 된다. 목숨을 건 도전만이 성과가 있고, 목숨과 바꿀 수 있어야 가장 소중한 것을 얻을 수 있다.

道의 세계, 진리(眞理)의 세계는 텅 비고 아주 깨끗한 세계이다.
사람이 道를 공부하여 道를 깨치려면 업력과 나쁜 습관, 나쁜 버릇을 버려야 한다.

욕심과 미움과 어리석음을 가지고는 도의 세계에 갈 수 없다. 도의 세계에 들기 위해서는 욕속심과 재색명리 또한 버려야 한다.

지난 세상에서 잘못 살아온 모든 것들을 미련 없이 버려야 한다. 잘못 쌓아온 모든 것들을 미련 없이 허물어 버려야 하며, 잘못 길들여온 모든 것들도 미련 없이 버리고, 다시 출발해야 한다.

텅 비고 순수해서 깨끗한 영혼만이 道를 원만히 깨칠 수 있다.
우리의 영혼을 깨끗하게 하는 것이 곧 수도(修道)요, 道공부인 것이다.

나쁜 습관들을 좋은 습관으로 바꾸어 가는 것이 곧 道공부요, 진리공부이다.
언제나 道에 맞게, 中道로써 살아야 道와 가까워질 수 있고, 道와 벗할 수 있으며, 道를 깨치게 되면 그때 도인(道人)의 꿈을 이룰 수 있을 것이다.

Chapter 17

나를 살리고, 세상을 살리는 길

거지가 배부르면 살기 좋은 세상이 되고, 거지가 배고프면 빌어먹을 세상이 된다.
뱃속에 거지가 세 들어 살면, 세상이 울었다 웃었다 슬펐다 기뻤다 요지경 속이 된다.
세상이 온통 아름답지가 않고, 기분에 따라서, 먹을거리에 따라서 세상의 색깔이 변하게 된다.

그러나 뱃속에 양심이 세 들어 살게 되면, 세상은 온통 은혜로움으로 충만하게 되며, 모든 것이 바르게 보이고, 아름답게 보이고, 착하게 보일 것이다.
그렇다면 우리 뱃속에 양심이 오래도록 살 수 있게 하려면 어떻게 해야 할까?

도가(道家)에 살면서 道가 없는 사람을 목 떨어진 사람, 죽은 사람이라고 한다.

사람이 道가 없고, 법도가 없고, 윤리 도덕이 없고, 양심이 없고, 정의가 없다면, 그는 죽은 사람이요 썩은 사람이요 나쁜 사람이요 병든 사람이다.

우리가 죽지 않고, 썩지 않고, 나쁜 사람이 되지 않기 위해서는 늘 기도하고 감사하며 道를 닦고 道를 펴면서 바르게 살아가야 한다.

영국의 과학자 프리스틀리(Priestley, 1733~1804)는 인류 최초로 산소를 발견한 사람이다.
그는 실험실에서 밀폐된 유리 공간 속에 화분을 넣었는데, 얼마 후에 화분 속의 식물이 죽고 말았다. 다음으로 생쥐 한 마리를 넣었더니 생쥐 역시 얼마 후 죽고 말았다. 다음에는 화분과 생쥐를 함께 넣었더니 둘 다 오래도록 살았다. 여기에서 프리스틀리는 산소의 존재를 발견하게 되었다.

우리가 이 세상을 살아갈 때, 양심과 함께 살아야 나도 살고, 가족도 살고, 세상도 함께 산다.
그러나 이기주의와 욕심, 원망과 미움으로 살면, 나도 죽고, 가족도 죽고, 세상도 함께 죽는다.

道와 함께 살아야 영원히 살 수 있으며, 양심이 살아나야 내가 건강해지고, 정의가 살아나야 인격이 커가며, 인정과 사랑이 흘러 넘쳐야 세상이 밝아지고 훈훈해진다.

우리의 삶 속에서 은혜를 발견하고 살아야 행복해진다. 우리의 마음속에 고마움의 은혜가 살아 숨 쉬지 않으면 세상은 온통 빌어먹을 세상이 되고, 우리의 마음속에 고마움과 은혜가 늘 샘솟고 있으면 온통 살기 좋은 세상이 된다.

Chapter 18

세상에서 가장 아름다운 별

이 우주 안에서 가장 아름다운 별은 어떤 별일까? 그것은 바로 지구(地球)별이다.
그렇다면 이 지구 안에서 가장 아름다운 존재는 뭘까? 그것은 사람이라는 존재이다.
그런데 이 세상에서 가장 아름답고 소중한 인간이 왜 아름답지가 않고 소중해 보이지 않는 걸까?
그것은 아마도 인간이 인간의 도리를 다하고 있지 않기 때문일 것이다.

그렇다면 인간의 도리(道理)는 무엇이며, 어떤 때에 가장 아름다울까?
인간의 도리는 道를 닦는 것이며, 道가 널리 퍼질 때 이 세상은 아름다워질 것이다.
인간이 道를 닦지 않기 때문에 이 세상은 추해졌으며, 세상의 인륜도덕(人倫道德)이 땅에 떨어졌기 때문에 이 세상이 아름답지 않은 것이다.

인간이 이 지구상에 태어난 까닭은 道를 닦아서 도인이 되고, 나아가 우주를 구원하기 위함이다.
그런데 인간이 본분을 망각하고 쾌락에 빠져 살기 때문에 지구가 아름답지 않게 된 것이며, 인간이 존귀하지 않게 된 것이다.

사람이 결혼을 해서 아이를 낳는 것은 도인을 잉태하여 도인을 낳는 것이며, 아이가 커서 성인이 될 때까지 부모는 아이가 道를 잘 닦을 수 있는 환경을 만들어 주어야 한다.

아이를 도인의 길로 인도해야 하고, 도인이 되기를 바라야 하지만, 사람들은 돈 잘 버는 길, 출세하는 길로만 아이를 인도한다. 이러한 상황에서 참 행복을 찾는다는 것은 참으로 어려운 일이다.

道를 닦는다는 것은 한 사람이 만 사람을 상대로 싸우는 것과 같다고 했다. 갑옷을 입고 문을 나섰다가 의지가 약해져서 겁을 내는 수도 있고, 반쯤 가다가 물러나는 수도 있으며, 맞붙어 싸우다가 지기도 하고, 이기고 돌아오기도 한다.

수도인이 道를 닦을 때에는 마음을 굳게 하고, 용맹스럽게 정진해야 하며, 모든 악을 물리쳐야 道의 열매를 거둘 수 있게 된다.

쇠그릇을 만들 때, 질이 좋지 않은 쇠붙이는 버리고, 질이 좋은 쇠붙이로 만들어야 그 그릇이 깨끗하고 튼튼한 것처럼, 道를 닦는 사람도 마음의 망상을 씻은 뒤에라야 그 행동이 청정해진다.

道란 닦기는 어려워도 한번 道를 완전히 이루고 보면, 원하는 바가 모두 마음먹은 대로 이루어진다.
그래서 道를 닦고 구하는 사람들은 고(苦)가 없으면 道도 없으며(無苦無道), 道를 통(通)한 자는 고(苦)가 없음(通者無苦)을 항상 명심해야 할 것이다.

Chapter 19

평상심이 道다

불교 최고의 경전이라 할 수 있는 금강경의 첫 내용을 보면, 공양 시간에 부처님이 옷을 입으신 후, 발우(밥그릇)를 들고 일곱 집을 방문하여 걸식하셨으며, 본래의 처소로 돌아와 공양을 마치고 옷과 발우를 거두셨으며, 발을 씻은 후 자리를 펴고 앉으셨다고 기록되어 있다.

결국 옷을 입고, 밥을 먹고, 발을 씻고, 앉고 하는 등의 아주 일상적인 생활 속에 道가 있음을 표현한 것이다.

최고의 진리는 말이나 글에 있지 않고, 잘 먹고, 잘 자고, 잘 사는데 있음을 부처님이 몸소 일깨워 주신 것이다.

재산, 학문, 권력을 믿고, 다른 사람을 가벼이 여기거나 업신여기지 말라고 하셨으며, 선악의 판단 기준을 자기의 잣

대로 재지 말고, 자기 본위로만 생각하는 자만심에서 벗어나라고 하셨다.

사람이 나라고 하는 상에 집착하여 돈과 지식과 권리에 의지해서 살면 수도의 길로 나아갈 수 없고, 참 나를 발견할 수도 없으며, 타락의 길로 빠지게 된다는 것이다.

사람이 교만하고 예의와 염치가 없으면 수도의 길을 갈 수가 없다. 수도인은 모든 사람을 스승으로 삼을 줄 알아야 하고, 대하는 인연들마다 공경하고 받들며 배우는 자세로 다가설 줄 알아야 한다.

깨달음은 곧 겸손과 불공에 있으며, 너무 똑똑하고 약삭빠르게 살지 말고 서로를 존중하며 서로를 위해 주는 인간다운 삶을 성숙시켜야 한다.

좋은 일에는 자신이 직접 나서고, 나쁜 일이나 궂은 일은 남에게 미루는 비루함이 있어서는 안 된다.
야비하고 이기적인 행동으로 자신만을 위해서 사는 사람은 수도인의 자격이 없으며, 극단적인 이기주의는 남에게 해독이 됨을 명심해야 한다.

모든 일을 자신의 선호도에 따라 취사선택(取捨選擇)하고, 분열을 일삼아서는 안 되며, 모든 일을 해 나감에 있어 자신의 편의 위주로 하지 않고, 남과 이웃과 세상을 생각하면서 살며, 자신의 복업만을 닦지 말고, 남과 더불어 살려는 노력을 함께 해야 한다.

부처님은 모든 살아있는 생명체들에 대해 끊임없는 자비와 사랑을 베풀라고 하셨으며, 대자대비의 큰 사랑을 실천할 수 있어야 큰 道를 이룰 수 있고, 참 도인이 될 수 있음을 일깨워 주셨다.

형식에 얽매이지 말고, 상(相)에 주(住)함이 없이 무상으로 보시하기를 힘쓰며, 상과 착을 떠나 보시심으로 살아야 참 道의 길이 열리게 된다.

수도인들이 道를 구하고 깨닫고 실천하는데 있어서, 평상심이 道인 것을 알고 아상과 인상과 수자상과 중생상에서 깨어나, 자비심과 보살심으로 살아야 함을 금강경은 설파하고 있다.

하늘 위의 수행자

우리나라에 기러기 떼가 찾아오면 겨울이요, 기러기 떼가 떠나면 봄이 온다.
기러기 떼가 떠나는 모습을 지켜보면 법도(法道)와 질서가 있음을 알 수 있는데,

첫째, 선두 기러기가 울면 뒤따르는 기러기들이 함께 화답을 하면서 서로의 기운을 북돋운다.

둘째, 선두 기러기의 날갯짓은 바로 뒤 기러기들에게 상승기류를 만들어 준다. 이렇게 하면 혼자 나는 것보다 1.7배나 더 멀리 날 수 있다고 하며, 철을 따라 이동하는 기러기 떼들은 에너지를 절약하기 위해서 브이(V)자형으로 날아간다.
선두 기러기가 공기를 휘저어서 기류를 뒤로 남기게 되면,

뒤에 나는 기러기들이 자동적으로 그 기류를 타고 날아가는 자세를 취한다. 그렇게 하면, 힘을 덜 들이고 더 멀리 날 수가 있다.

셋째, 선두 기러기가 피곤하면 뒤쪽의 기러기와 자리를 바꾸어 선두 교대를 하며 먼 길을 날아간다.

넷째, 동료 중 상처를 입거나 낙오자가 생기면 끝까지 도와주고 지켜준다.

다섯째, 살다가 짝을 잃으면 다시 짝을 얻지 않으며, 짝을 잃은 슬픔으로 창자가 끊어져 죽는다.
전통혼례를 올릴 때에 신랑이 기러기를 신부의 집으로 가져다 바치고 절을 하는데, 이것은 지조와 정절의 징표이다.

수행자들에게 기러기 떼의 이러한 법도 있는 모습을 본받도록 가르치기도 하는데, 기러기 떼를 일러, 봄의 천사(天使)요, 수행자로 비유하기도 하며, 행동하는 수행자로 칭송하기도 한다.

Chapter 21

道가 있는 사람은 흔들리지 않는다

수도인에게 道가 있다고 하는 것은 홀로 道를 行하면서도 게으르지 않다는 것이요, 비난과 칭찬에도 흔들리지 않는다는 것이요. 남에게 이끌리지 않고, 남을 이끈다는 것이며, 늘 처음처럼 한결같이 산다는 것이다.

마치 그물에 걸리지 않는 바람처럼, 소리에 놀라지 않는 사자처럼, 흙탕물에 더럽혀지지 않는 연꽃처럼 살아가는 사람이 수도자다.

道人이란 道와 德을 소유한 사람이요, 사랑과 자비가 흘러넘치는 사람이요, 신품(神品)과 신격(神格)을 갖춘 사람이다.

자연으로 돌아가서 자연의 섭리로 사는 사람이요, 우주를 큰집으로 알고, 우주의 근원을 깨친 사람이다.

사람이 곧 하늘이라는 생각으로, 사람 섬기기를 하늘처럼 하는 사람이다.

어느 때 어느곳에서나, 천상천하의 유아독존으로 살아가는 사람들이다.

Chapter 22

왜 근심 걱정이 생길까?

노자(老子)는 '나에게 근심 걱정이 있는 까닭은 이 몸뚱이가 있기 때문이다'라고 했다.

몸이 곧 죄를 담는 그릇이요, 모든 병마의 서식처요, 모든 고통의 발생지(근원지)다.
몸이 없다면 무슨 걱정이 있고, 무슨 근심이 있겠는가.
얼굴이 없다면 거울이 필요 없고, 화장품도 필요 없으며, 귀걸이도 필요 없고, 성형수술도 필요 없을 것이다. 얼굴에 아무런 신경을 쓰지 않을 것이다.

손이 없다면 장갑이 필요 없고, 반지도 필요 없고, 시계도 필요 없고, 매니큐어도 필요 없을 것이다.
몸뚱이가 있기 때문에 옷이 필요하고, 집이 필요하고, 먹을거리가 필요하고, 자동차도 필요하며, 체면치레도 필요한 것이 된다.

더 잘 입고, 더 잘 먹고, 더 잘 살기 위해서 더 많은 돈이 필요한 것이다.
그래서 사기를 치고, 거짓말을 하면서 더 많이 차지하려고 막 살아간다.

노자는 최상의 인격을 갖춘 군자의 삶은 마치 물과 같다(上善若水)고 했다.

군자의 삶은

첫째, 물이 낮은 곳을 따라 머물듯이 자신의 몸을 둠에 있어 낮은 평지에 두어야 하고(居善地),

둘째, 물이 가득 고인 연못이 깊고 그윽하듯이, 마음 또한 깊고 그윽한 것이 좋고(心善淵),

셋째, 물이 만물을 고루 길러내면서 노력과 보수를 요구하지 않듯이, 남에게 베풀되 사심 없이 남이 모르게 베풀어야 하며(與善仁),

넷째, 물이 흐를 때는 흐르고 멈출 때는 멈추듯이 말은 신의가 있어야 좋고(言善信),

다섯째, 물이 만물을 저절로 자라나게 하듯이, 정치는 백성들이 저절로 다스림을 받기 원하도록 만들어서 다스리는 것이 좋으며(政善治),

여섯째, 물이 자연스럽게 소리 없이 공을 이루듯이, 일을 할 때에는 능력을 잘 발휘하여 하는 것이 좋고(事善能),

일곱째, 물이 흐르고 흘러서 결국에는 가장 깊은 곳을 가득 채우듯이 행동은 상황에 잘 맞게(時中) 처신함이 좋다(動善時)고 했다.

노자는 도덕경에서 우리 인간은 어디로부터 와서 어떻게 살다가 어디로 가는가를 묻고 답하고 있는데, 사람은 원래 무(無)에서 빈손을 들고 맨 몸으로 태어나서 자연의 순리를 따라 살다가 다시 빈손을 들고 무로 돌아간다고 했다.

노자는 함이 없는 무위자연의 도를 잘 실천하라고 했다. 사람이 서로 서로 잘 화(和)하고, 서로 서로 잘 순(順)하고, 서로 서로 잘 인(仁)하면 오래 오래 잘 살 것이라고 했다.

노자는 밖으로 향하고 있는 모든 욕망을 놓고, 모든 욕심을 버리고, 마음을 크게 비워서 가장 낮은 자리로 돌아가 자연의 마음으로 세상을 보며, 순리대로 살라고 강조한다.
왜냐하면 밖을 향한 욕망과 생각들은 모두 다 참 마음 참 생각이 아니기 때문에 오히려 더 큰 재앙과 불행을 초래할 것이라고 경고하고 있다.

놓고, 버리고, 비우고, 낮은 자리로 돌아와야 신성(神性, 谷神不死)이 회복되고, 회복된 신성으로 세상을 보고, 신성(神性)으로 만들어진 신품(神品)으로 세상을 살라는 것이다.

Chapter 23

자연이 道의 참 모습이다

道란 음과 양의 조화요, 양과 음의 변화요, 음양 두 기운의 작용으로, 누구나 다 보면 알 수 있고, 누구나 다 생각해보면 깨칠 수 있는 것이 바로 道요, 진리(眞理)이다.

음양의 조화란 있는 것(有 유)에서 없어지고(無 무), 없는 것(空 공)에서 있게 되며(色 색), 또다시 있는 것은 없어지고, 없는 것에서 또다시 있게 되는 것이 조화요, 변화요, 음양의 작용이요, 道요, 진리이다.

해가 뜨는가 하면 달이 뜨고, 별들이 반짝이는가 하면 사라지고, 밤인가 하면 낮이 되고, 낮인가 하면 또다시 밤이 된다.
봄인가 하면 봄은 사라지고 여름이 되며, 바람 불고 비오고 눈이 오는가 하면, 다시 맑고 화창한 날이 이어진다.

죽었는가 하면 살아 있고, 살았는가 하면 어느덧 죽고 없으며, 태어나고, 늙고, 병들고 하는 것이 모두 道요 진리이다.

道 속에 살면서도 道를 모르고, 진리를 추구하면서도 진리를 외면하고, 자연의 품안에서 잘 살고 있으면서도 감사할 줄을 모르고, 부처로 살고 있으면서도 부처인 줄을 모르고 산다.

누가 사람을 이처럼 바보로 만들었을까. 누가 우리를 이처럼 혼란스럽게 만들었을까.
참으로 우습고, 참으로 슬프고, 참으로 가슴 아프다.
道를 알고 道를 깨치면 道가 보이지만, 道를 모르고 道를 무시하면 욕심만 커지고 눈이 멀게 된다.

마음을 텅 비우고, 숨 잘 쉬고, 잘 먹고, 잘 배출하고, 잘 자고, 잘 일어나며 건강하게 잘 사는 것이 道요 진리이다.

좋고 나쁘고, 옳고 그르고, 예쁘고 미운 것을 따지는 마음에서 벗어나서 우주 대자연과 더불어 잘 살고, 만물과 더불어 잘 살고, 사람들과 더불어 잘 살면, 그 속에서 道가 알차게 영글어 가고, 우리의 영혼이 아름답게 빛난다.

이 세상엔 道 아닌 것이 하나도 없다. 道는 참으로 아름답다. 道는 道를 빛나게 한다. 道는 사람을 사람답게 만든다.

道를 숨 쉬고, 道를 보고, 道를 말하고, 道를 들으며 道로 살면 도인(道人)이 된다. 세상이 아름답다.

원시인들에게도 道와 진리의 말씀이 필요할까?
원시인들에게 설교와 좋은 말을 한다면 잘 알아들을 수 있을까?

갓 태어난 아이에게 道와 진리가 무슨 소용이 있을까.
젖먹이에게 윤리도덕과 좋은 말씀들이 무슨 보탬이 될까.
원시인들과 젖먹이들이 바로 道요, 道의 참모습이다.
원시인들에게는 매일매일 건강한 몸과 순간순간의 슬기로운 판단과 서로 합심하여 최선을 다하면서 아름다운 단결로 잘 살아가는 것이 최상의 道요, 참 진리이다.

갓 태어난 아이에게는 매일매일 숨 잘 쉬고, 젖 잘 먹고, 똥 잘 싸고, 잠 잘 자고, 잘 노는 것이 최상의 道요, 참 진리이다.

어찌하여 지금의 사람들에겐 道가 없어졌을까. 진리도 사라지고, 양심도 죽어가고, 자연도 무시하면서 막 사는 것일까.

모두가 다 함께 건강하고 기쁘게 잘 사는 곳에 道가 있고 진리가 산다.

자연도 건강하고, 세상 만물도 건강하고, 모든 식물과 동물, 그리고 사람들이 건강하면 행복이 찾아오고, 道가 살고, 진리가 산다.
사람들이 만들어가는 세상이 건강하고, 물질문명이 건강하고, 사회제도와 윤리도덕이 건강하면 행복이 찾아온다. 기쁨이 찾아온다. 道가 살고 진리가 산다.

자연은 참 아름답다. 자연은 우리 모두의 포근한 안식처이다.
자연이 道의 참 모습이며, 자연이 바로 道요 진리이다.
자연은 우리에게 참 道를 일깨워주는 좋은 스승이다.
자연은 세상만물을 다 제각기 살게 하는 어버이며, 참으로 위대한 존재이다.

자연은 살아있는 산 경전(經典)이다. 사람들의 말이나 문자로 된 경전들은 생명력이 없는 죽은 것들이다. 그냥 참고사항이요, 참고서일 뿐이다.
자연은 끊임없이 변한다. 변하는 것이 道요 진리이다.
그래서 道를 道라 하면, 道는 道가 아닌 道가 되어 버리고 만다.

세상에는 道에 순응(順應)하고, 진리에 순응하고, 자연에 잘 순응하는 사람들도 많다.
세상에는 道人들도 많고, 聖者가 된 사람들도 참 많다.

그런데도 세상 사람들은 신통묘술(神通妙術)을 부리는 가짜들만을 좋아하고 더 찾는다.

참으로 진짜인 사람들이 대접받는 사회가 되어야 한다. 진짜 도인, 진짜 성인(聖人)들이 존경받고 환영받는 세상이 되어야 한다.

진짜들이 판을 쳐야 세상이 좋아진다. 진짜들이 존경을 받아야 세상이 밝아진다.

Chapter 24

道란 음과 양의 조화다

내가 찾던 道는 이 세상 어디에도 없다.
道란 다만 음과 양의 조화요, 음과 양의 작용이요, 음과 양의 변화일 뿐이다.

음과 양이란 밝음의 빛과 어둠의 빛이요, 따뜻한 기운과 찬 기운의 구분이다.
음과 양의 두 기운은 일월성신(日月星辰)에서 비롯된다.

태양(日)은 양 기운이고, 달(月)은 음 기운이며, 빛이 있는 별(星)은 양 기운이고, 빛이 없는 별(辰)들은 음 기운으로, 이를 크게 음과 양이라 한다.
우주 안의 음양, 이 두 기운은 밝음과 따뜻함, 어두움과 차가움의 네 가지 성질이 있고, 이 네 가지 성질은 동(밝음), 서(어둠), 남(따뜻함), 북(차가움)이며, 풍운우로상설(風雲

雨露霜雪)을 낳는다.

음양의 두 기운은 바람과 구름과 비와 이슬과 서리와 눈을 만들어서 세상 만물을 다 품어 길러내며, 만물의 생노병사(生老病死)를 주관하고, 춘하추동과 밤과 낮을 거듭하며 무한한 세계를 만들어 왔고, 만들어 간다.

인간이란 세상 만물 가운데 한 존재일 뿐이다.
인간이란 땅 위의 동물이요, 자연의 변화 속에서 태어나 살다가 병들고 늙어 죽게 되는 한 생명체이다.

우주는 일월성신이 주인이요, 세상 만물 가운데에서는 인간이 주인이다.
인간은 자연 속에서 태어나 자연과 더불어 자연스럽게 살아갈 때 가장 행복하고, 가장 아름다우며, 가장 잘 사는 존재이다.

사람들은 음과 양의 작용을 일러 조물주라고 하기도 하고, 道라 하기도 하고, 자연의 섭리라고 말하기도 한다.

道란 해가 뜨고 지는 데 있고, 바람 불고 물 흐르는 데 있고, 겨울 가고 봄 오는 데 있고, 눈을 떴다 감았다 하는 데 있고, 숨을 들이마시고 내 쉬는데 있으며, 잘 먹고 잘 배출하는데 있고, 보고, 듣고, 생각하고, 말하는 데 있으며, 세상에 道 아닌 것이 하나도 없다.

道란 우리 숨결로 느끼는 것이요, 우리 세포 하나하나로 체득하는 것이다.

道란 없는 듯이 있고, 있는 듯이 없으며, 없다고도 있다고도 할 수 없는 가운데 있는 것이다.

Chapter 25

자연이 道다

이 세상에 道는 없다. 자연이 道요, 우리의 삶이 다 道다. 태양을 중심으로 한 우주대자연이 다 道다.

우리가 말하는 道는 그냥 자연이요, 자연의 변화일 뿐, 道라고 말할 수가 없다.
자연을 자연이라고 말할 뿐, 그 어떤 다른 말로도 표현할 수가 없다.
지금 이 순간 우리의 생존(生存)에 아무런 도움이 안 되는 道는 죽은 道요, 쓸모없는 道다.
우리가 알고 있는 道는 道가 아니요, 우리가 알고 있는 道를 道라고 말할 수가 없는 것이다.
왜냐하면 마치 달을 가리키는 손가락에 불과하기 때문이다.

이 세상의 모든 생명체는 자연을 원하지 道를 원하지는 않는다. 왜냐하면 자연을 떠나서는 살 수 없기 때문이다.
식물이든 곤충이든 동물이든, 모든 생명체는 道를 원하지 않는다. 자연과 함께하기를 원한다.

자연이란 해와 달과 별들이요, 바람과 구름과 비와 이슬과 서리와 눈이요, 봄과 여름과 가을과 겨울이요, 만물의 생로병사를 따라 끊임없이 변화하는 세계를 말한다.

자연 속에서 자연과 더불어 자연스럽게 건강하고 행복하게 웃는 모습으로 잘 살아가는 것이 최고의 道요, 가장 아름다운 道다. 우리의 건강과 행복과 평화가 다 道다.

해와 달과 별들과 바람과 구름과 비와 이슬과 서리와 눈과 공기와 물과 자연과 더불어서, 밤과 낮을 따라 하루하루를 건강하고 행복하게 잘 살아가는 것이 가장 아름다운 최고의 道다.
가면 길이요, 가게 되면 길이 된다. 가고자 하는 의지만 있으면 모두가 길이 된다.

사람이 하늘을 날 수는 없지만 비행기를 만들어 하늘을 날면 하늘 길이 된다.
사람이 바다 위를 걸을 수는 없지만, 배를 만들어 바다를 지나면 바닷길이 된다.
사람이 살면서 이것이 사람이 마땅히 가야할 길이다 하면

道가 되는 것이다.
이미 간 길보다 앞으로 가야 할 새 길이 더 중요하다. 이미 간 길이나 이미 온 길은 헌 길이다.
몸으로 직접 체득하면서 새롭게 가는 길이 참 길이요, 참 道다.

자연은 우리에게 능히 죄(罪)를 주고 복(福)을 줄 권능(權能 능력)을 가졌다.
우리 주위의 공기와 물과 흙과 풀과 나무, 곤충과 동물과 사람들을 내 몸같이 잘 사랑하면, 우리에게 큰 은혜를 베풀어 준다.
우리가 만일 자연을 무시하거나, 업신여기거나, 함부로 하게 되면, 뭇 재앙이 뒤따른다.

자연을 부처님처럼 잘 섬겨라. 그리하면 道를 알 것이다.
자연을 내 몸처럼 사랑하라. 그리하면 道를 깨칠 것이다.
자연이 참 道다. 자연의 변화가 참 道의 참 모습이다.

樂으로 변할 苦는 좋은 苦다

苦가 없으면 깨달음도 없다.
道를 닦으며 道를 음미하면 苦를 사랑하고 道를 노래하게 된다.
苦가 없으면 道도 없고, 道를 깨달으면 苦를 사랑하게 된다.

道를 닦음이 苦를 사랑함이요, 苦를 앎이 道를 깨침이다.
인생은 고해(苦海)이며, 인생살이에 있어 괴로움과 아픔이 연속되고, 고통을 떠날 수가 없다.

고통의 인생길에 道의 마음을 싣고 보면, 번뇌(煩惱)가 보리(菩提)가 되고, 잡념(雜念)이 道心이 된다. 부처의 길이 열리게 된다.

도라는 글자는 뛸 착(辶) 변에 머리 수(首)자로 이루어져 있으며, 길 도(道)자가 바로 반야용선(般若龍船)이요, 지혜의 배요, 道人의 배요, 부처님의 배이다.
뛸 착 변이 반야용선이 되고, 머리 수자가 바로 자기 자신이다.

부모 형제 처자 권속, 돈 지식 명예 욕심, 근심 걱정 체면 자존심을 모두 다 벗어 놓고, 길 道 한 글자에 내 한 몸 의지하면 苦가 변해서 樂이 된다.
고해(苦海)가 낙원(樂園)이 되고, 중생(衆生)이 보살(菩薩)이 된다.

우리 인생살이에서 길 道자를 모른다면, 영원한 철부지 중생이 된다. 고통 속을 헤매는 고해가 된다.
괴로울 苦자가 쌓이고 쌓이면 苦海요 중생이지만, 길 道자를 닦고 닦고 또 잘 닦으면 낙원(樂園)이 된다. 부처가 된다. 행복이 온다.

Chapter 27

道를 깨치면 道는 사라진다

道를 알고 道를 깨치면 道는 사라진다.
道는 道가 아니요, 道를 道라 말할 수 없다.
우주의 변화가 그대로 道요, 자연 현상 그대로가 道요, 우리의 삶이 그대로 道다.

道를 깨치고 道를 알면 道와 하나가 되고, 道와 한 몸이 되며, 道와 한 삶이 된다.
道를 깨치면 苦는 사라지고 자유가 온다. 행복해진다.

道를 깨치면 욕심번뇌(慾心煩惱)가 시들해지고, 안빈낙도(安貧樂道)의 꽃이 핀다.
道를 깨치면 道는 사라지고, 지혜광명이 나타난다. 온 천지가 빛이 된다.

道를 깨치면 道는 더 이상 없다.
道만 없는 것이 아니라, 眞理도 없고, 부처님도 없고, 하느님도 없다. 그냥 있음이요, 빛이요, 밝음이다.
道는 神明(신명)이요, 光明(광명, 지혜광명)이다.

道, 그 자체는 있음이요, 빛이요, 밝음이기 때문에, 道를 깨치면 道의 그림자는 사라진다.
道를 깨친 자는 道의 본 모습을 보지만, 道를 깨치지 못한 자는 道의 그림자만 보고도 道라고 한다.

道는 道로 보이지 않고, 그냥 있음으로 빛으로 밝음으로 존재한다. 때문에 이 세상엔 道가 아닌 것이 없다.

우주와 자연과 우리의 삶 모두가 다 道가 된다.
우리가 알고 있는 道는 참 道가 아니요, 우리가 말하는 道는 道의 알맹이가 빠져 있는 빈껍데기다.

道란 하늘이요 땅이요 우주요 세상만물이요, 바로 우리 자신이다. 때문에 우리 모두가 다 우주 안에서 가장 아름다운 道의 참 모습들이다. 그래서 道는 참 아름답다. 道는, 道 그 자체로 행복이요, 평화다.

Chapter 28

道를 찾는 사람

놓자. 버리자. 비우자. 낮은 자리에 머물자. 바로 서자. 당당하자.
일단 멈춰라.
멈춰야 놓아지고 버릴 수 있게 된다. 멈추어야 바르게 잘 볼 수 있다.

바로 서라. 당당하라. 바로 서고 당당해야 하늘을 보면 하늘이 된다.

우주를 품으면 우주가 된다. 道를 닦으면 道人이 된다.
하늘땅 앞에 당당하고, 세상 만물 앞에 당당하고, 자기 자신 앞에 당당하면 천상천하(天上天下)의 유아독존(唯我獨存)이 된다. 우주의 주인이 된다. 하늘이 된다.
당당함이 道요, 당당함이 우주다.

우주 안에서 道를 발견하지 못한다면 그는 道를 모르는 사람이다.
자연 속에서 道를 느끼지 못한다면 그는 道를 모르는 사람이다.
말과 글 속에 道가 있다고 하는 사람은 정녕 道를 모르는 사람이다.
경전과 사람 속에서 道를 찾는 사람은 어리석은 사람이다.

道는 우리가 보고 듣고 생각하고 말하고 행동하는데 있다.
道는 항상 우리와 함께 숨쉬며, 함께 존재한다.

道는 우리의 삶을 떠나서는 존재하지 않는다.
자연이 道요, 인생이 道요, 우리의 삶이 다 道다.

Chapter 29

그냥 앞만 보고 걸어라

道를 향해, 진리를 향해, 올바른 길을 향해서 그냥 앞만 보고 걸어라. 그냥 쉼 없이 걷다보면, 앞만 보고 가다보면 원하는 것들이 기다리고 있다.
앞도 뒤도 옆도 미래도 꿈도 생각지 말고, 그냥 앞만 보고 걸어라.
살아 있음이 경이로울 때가 있다. 살아 있음이 참으로 존귀할 때가 있다. 정말로 살아있음이 기적이다.
그냥 앞만 보고 잘 가다 보면, 道도 있고, 眞理도 있고, 원하는 것들이 다 있음을 발견하게 될 것이다.

살아있음이 곧 道요 진리요 꿈이요 희망이다.
그냥 잘 살아 있으라. 그냥 잘 살고 있으라. 살아있음이 기적이요 경이로움이다.
살아있음이 人生이다.

Chapter 30

道를 잘 닦으려면

도를 잘 닦으려면 남보다 한 시간씩 일찍 일어나고, 남보다 한 시간씩 늦게 자라.
그리하면 남보다 하루 2시간을 더 살게 된다.
1년이면 730시간을 더 살고, 10년이면 7,300시간을 더 사는 것이 되며, 50년이면 4년이라는 세월을 더 사는 것이 된다.

일생을 살아가는데 있어서 수명을 10년 더 연장하는 것은 어렵다. 하지만 허락된 일생에서 10년을 늘려서 충실하게 잘 사는 것은 가능하다.

성자철인들과 위인달사(偉人達士)들은 모두가 다 그렇게 살았다. 그래서 성공했고, 그래서 성자철인들이 되었다.

Chapter 31

자만심은 병든 마음이다

道공부를 하는 사람들에게 자만심은 가장 쓸모없는 잡초와 같다.
공부하는데 있어서 가장 큰 마구니(魔)는 내가 무던하거니 하는 자만심이다.
이 정도면 되겠거니 하는 안일한 마음이 바로 자만심이며, 큰 마장이 된다.

명예가 올라가고, 아는 것이 많아지고, 나이가 들어가고, 존경을 받게 되면 자만도 따라서 커간다.
그리하여 결국은 道가 죽고, 지금까지 애써 쌓아 왔던 모든 공덕을 태워버린다. 道心마저 마비시켜 버린다.
자만심이 커지면 품격(品格)이 떨어진다. 고통에 빠진다.
고해(苦海)가 된다.

Chapter 32

길 위의 사람들

道人은 길 위의 사람들이다. 길 없는 길을 가는 사람들이다. 하늘 길만을 가는 사람들이다. 道에 의한 道의 길만을 가는 사람들이다.

道人은 세상 속에 살되, 마음은 항상 하늘에 두고 살아가야 한다.
오직 하늘의 길만을 가야 道의 길에 들어설 수가 있기 때문이다.
세상 속에서 살되, 세속에 물들지 않고, 오직 하늘 길과 성인(聖人)의 길과 道人의 길만을 가야 한다.
道의 길은 가기엔 힘들지만 가기만 하면 참 좋은 길이 된다.
道는 사람들이 마땅히 가야할 길이요, 하늘 길이요, 우주의 길이다.

제 3장
태식호흡과 자연

Chapter 1

자연과 수도인

숲속의 나무들은 제각기 자기 나름의 독특한 휘발성 물질인 피톤치드(Phytoncide)를 내뿜는다고 한다.

피톤치드는 미생물을 살균하거나 미생물의 증식을 억제하고, 장내(腸內) 세균을 살균하며, 심폐 기능을 강화시킨다.

나무에서 발생하는 피톤치드는 사람의 자율신경과 두뇌활동을 활발하게 하여 명상을 하는데 크게 도움을 주며, 깨달음과 관련이 있다고 한다.

석가모니 부처는 보리수나무(깨달음의 나무) 아래에서 道를 깨쳤고, 공자도 나무그늘(공자나무, 해(楷)나무)에서 제자들을 가르쳤으며, 예수도 감람나무와 종려나무로 움막을 짓게 해서 그 속에서 제자들을 가르쳤고, 소크라테스는 플라

타너스 나무 아래를 거닐며 사색을 했다.

이러한 사실을 종합해보면 나무와 명상과 깨달음, 자율신경과 피톤치드가 서로 밀접하게 연관되어 있음을 알 수 있다.

수도인들이 나무와 흙으로 지은 집을 선호하고, 물이 흐르는 곳을 좋아하는 데는 그만한 이유가 있다.
나무에서 발생하는 피톤치드가 사람의 자율신경을 자극하여 정신이 늘 깨어 있게 도와주며, 흙은 방안 공기가 건조하고 습한 것을 조절하여 쾌적하게 만들어 준다. 또한 물과 물소리는 사람의 감정을 들뜨지 않고 편안하게 가라앉혀 주는 효과가 있다.

수도를 할 때에는 스스로의 정성과 노력도 중요하지만, 주위 환경도 매우 중요하다.
수도인들은 1%의 도움만 받아도 크게 감사해 하며, 도움의 손길을 아주 소중히 여긴다.
왜냐하면 수도의 길은 너무나 험난하고 道의 실천은 너무나도 어렵기 때문이다.

자연은 수도인들의 가장 큰 스승이다.
자연은 수도인들의 산 경전이다.

Chapter 2

만물의 근원은 빛이다

이 우주 안에 존재하는 모든 생명체의 근원은 빛이다.
우주의 빛이 만물을 비추면 빛이 난다. 세상 만물이 우주의 빛을 만나면 아름답게 빛난다.
우리 몸 안의 생명체들이 우주의 빛을 받으면 우리의 영혼은 아름답게 빛난다.

빛은 우리의 참 마음이다. 빛은 밝을 명(明)으로 우리의 영혼을 아름답게 빛나게 한다.
밝음의 빛은 우리의 영혼을 보다 더 아름답게 성숙시킨다.

잡초와 나무는 태양과 눈이 마주치기만 하면 어디에서든 싹을 틔우고 자라며, 꽃을 피우고 열매를 맺는다.

우리가 매일 먹고 사는 쌀과 과일과 채소도 햇빛을 바라보면서 자라고 커간다.
밝음의 빛과 어둠의 빛으로 세상만물을 다 품안에 안는다.

우리의 목숨을 이어주는 공기는 식물들이 만들어 준다.
식물들이 햇빛을 받게 되면 산소가 만들어지고, 모든 생명체들이 그 산소를 마시며 살아가게 된다.

빛은 1초에 30만㎞를 간다.
빛을 이용하여 유도탄도 만들고, 과속차량도 단속한다.

빛은 만물을 있게 하기도 하고, 소멸시키기도 한다. 빛은 만물의 생로병사를 주관하고 춘하추동의 변화를 만들어낸다. 빛은 만물의 근원이며, 만물의 어버이이다.

우리가 빛의 마음이 되면 우주와도 통하게 되고, 만물과도 하나가 된다.
우리가 빛의 마음으로 살면 우리의 기도가 이루어진다. 우리의 소원이 이루어진다.
우리의 마음속에 해와 달, 별들을 품으면, 우주가 보일 것이다.

우주와 한 몸 되어 우주가 되라. 자연이 되라.

Chapter 3

바람 불고 물 흐르듯이

꽃들이 웃는다. 영롱한 아침 햇살로 세수를 하니, 기분이 참으로 좋은가 보다.

새들이 노래한다. 자연이 준 먹이로 배를 채우니 몹시도 기쁜가 보다.

나무들이 춤을 춘다. 스치는 바람결에 장단을 맞추니 온몸이 흥겨운가 보다.

기쁨을 따라, 행복을 따라 살다 보면 아픔의 고통들이 사라지게 된다.
희망 따라 꿈 따라 살다 보면 괴로워할 시간들도 사라지게 된다.
바람 따라 구름 따라 햇살을 따라서 순리대로 자연스럽게 살다 보면, 노래도 나오고, 춤도 추어지고, 웃음도 나오고 되면서 결국은 행복해진다.

해 가듯이 달 가듯이 살다 보면 얽히고설키는 일은 사라지고, 바람 불고 물 흐르듯 살다 보면 아옹다옹 다투는 일도 없어지게 된다.
겨울 가고 봄 오듯이 살다 보면 짜증나고 화나는 일도 저절로 사라지게 된다.

날이면 날마다 즐겁게 살고, 밤이면 밤마다 행복을 찾자.
언제 어디서나 하늘의 뜻에 따라 깨끗한 마음으로 참되게 살자.
언제 어디서나 정성을 다하고 오순도순 정답게 웃으며 살아가자.

우리가 그토록 바라고 꿈꾸던 道나 진리나 사랑이나 행복을 먼 곳에서 찾지 말자.

자연 속에서 하늘의 뜻(천명(天命))을 찾고, 숨 속에서 道를 찾고, 한마음 속에서 참 나를 찾고, 행(行) 속에서 기쁨을 찾고, 삶 속에서 행복을 찾고, 나와 너 모두와의 관계 속에서 사랑을 찾자.

Chapter 4

자연과 벗을 하니

해와 달, 별들은 밝은 세상을 열어 주고, 비, 바람, 구름은 친구가 되어 준다.
흙, 나무, 돌들은 살 집이 되어 주고, 풀 과일 채소들은 먹을 양식이 되어 준다.

하늘 땅 우주 안에서 더 바랄 것이 무엇인가. 자연과 벗을 하면 천하가 태평하다.

우주(宇宙)의 주인은 해와 달과 별들이요, 만물의 주인은 사람이라, 일월성신(日月星辰)은 밤과 낮으로 바람과 구름과 비와 이슬과 서리와 눈을 낳고, 풍운우로상설(風雲雨露霜雪)은 봄과 여름, 가을과 겨울을 통하여 만물의 생노병사(生老病死)를 주관하며 끊임없이 변화한다.

사람들은 이러한 변화 속에서 음양상승(陰陽相勝)의 道를 따라서 선행자(善行者)는 후일에 상생(相生)의 과보(果報)를 받고, 악행자(惡行者)는 후일에 상극(相克)의 과보를 받으며 끊임없이 살아간다.

만물의 영장인 사람이 자연과 함께 숨 쉬며, 평화롭게 잘 살아가야 만물이 춤을 춘다. 세상이 아름답다.

사람은 만물 중의 한 존재일 뿐이다. 세상 만물이 돌아가는 이치를 무시하고 마음대로 간섭하게 되면 뭇 재앙이 따른다. 불행이 찾아온다.

사람은 자연과 한 마음, 한 몸, 한 삶을 살아야 참으로 잘 살 수 있으며, 참으로 행복하게 된다.

Chapter 5

빛이 되고, 자연이 되라

자연은 신(神)이 우리에게 내린 가장 소중한 재산이며, 이 땅 위의 모든 생명체들에게 아주 공평하게 골고루 나누어준 가장 고귀한 선물이다.

자연이 되자, 빛이 되고, 공기가 되고, 구름이 되자.
태양이 되고, 달이 되고, 별이 되고, 하늘이 되자.
바람이 되고, 물이 되고, 흙이 되고, 자연이 되자.
먼지가 되고, 모래가 되고, 돌이 되고, 그냥 한 존재가 되어 보자.
때론 땅도 되고, 바다도 되고, 나무도 되고, 풀도 되고, 하늘을 나는 새도 되어 보자.
논과 밭이 되고, 산도 되어 보자. 그냥 자연인이 되자.
자연으로 돌아가 자연이 되면, 자연인이 된다. 자유인이 된다. 道人이 된다.

Chapter 6

바위와 야생화

바위 위의 이름 모를 풀들이 살아가야 할 곳은 돌 위다.
바위 위에서 살아가는 이름 모를 풀들이 먹고 살아야 할 것은 빗물이다.
바위 위에서 살아가는 이름 모를 풀들의 영원한 집은 허허벌판의 바위 위다.

우리가 살아가는 집이 이 풀들의 집보다 못할까. 우리의 먹을거리가 이 풀들이 먹고 사는 빗물보다 못할까. 우리의 영원한 집이 이 풀들의 영원한 집보다 못할까. 우리의 환경이 바위 위의 환경보다 척박할까.

이름도 모를 가녀린 풀들이 바위 위에서 살아가는 데에는 위대한 자연의 섭리가 담겨져 있다.

단단한 바위가 1㎝정도 낮아지는데는 100년의 세월이 걸린다고 한다.
눈과 비바람에 흙먼지가 씻기고 날리면서 바위틈에 쌓이고 쌓여 바람에 날려 온 식물의 씨앗이 얕은 흙먼지에 뿌리를 내리고, 꽃을 피우며 살아간다.

설악산이나 지리산 등의 바위산에는 바위 틈 사이에서 소나무도 자라고, 잡초들도 자란다.
흙먼지가 날리고 낙엽이 쌓인 틈바구니에서 당당히 살아간다. 비바람에도 끄떡없이 살아간다. 산의 주인으로 우뚝우뚝 서 있다.

바위틈 소나무는 바위와 하나 되어 산의 주인이 된다. 산을 더욱 아름답게 한다.
우리 모두가 다 자연의 한 존재로, 우주 안에서 한 생명체로 살아간다면 두려울 것이 없을 것이다. 더 오래 살려는 욕망도 사라질 것이다.
남을 업신여기거나, 미워하거나, 시기질투하는 마음도 사라질 것이다.

Chapter 7

땅이 죽어간다

흙 1g 속에는 미생물이 1억 마리나 살고 있으며, 박테리아가 10억 마리, 곰팡이 균이 100만 마리나 존재한다.

이 중에서 90%가 이롭고 유익한 생명체이며, 10% 정도만이 해로운 바이러스다.
그런데 안타깝게도 이 소중한 미생물들이 살균제와 살충제, 제초제와 화학비료 등으로 죽어가고 있다.
이에 따라 우리 주위의 땅 대부분이 지금 산성화되고 있으며, 나뭇잎들이 썩지 못하고 있다.

우리 몸에서 배출된 분뇨도 잘 썩지 않으며, 벌레들이 잘 먹지 않는다고 한다. 시신이 잘 썩지 않는 이유도 각종 약물과 독소로 흙이 오염되었기 때문이라고 하니 문제의 심각성이 크다.

사용하고 버려진 것들이 흙으로 잘 되돌아가서 건강한 음식으로 우리의 밥상으로 되돌아 와야 하는데, 순환 작용이 제대로 되지 않고 있다. 자연계의 생태 고리가 끊기어 가고 있다.

우리가 무심코 사용하고 있는 비닐, 플라스틱, 스티로폼, 캔 등의 용품들이 흙(자연)으로 되돌아가는데 걸리는 기간이 평균 100년을 넘는다고 하니, 과학문명은 자연을 죽이는 총칼이며, 우리의 생활을 편리하게 하는 도구들이 결국은 우리의 숨통을 조이는 것이다.

우리가 버린 음식물 쓰레기와 분뇨는 물로 가면 강과 바다가 오염되지만, 땅속에 묻으면 거름이 되어 환경보호가 된다.

땅에 유익한 미생물들은 황사와 먼지 속에도 머물고 있는데, 눈, 비, 바람을 타고 땅속에 전달된다.
공기 중의 75%는 질소로, 비가 오고 천둥번개가 치면, 공기 중의 질소가 녹아서 땅에 흡수되어 식물들의 영양분이 된다.
비온 뒤에 나는 암모니아 냄새는 공기 중의 질소가 녹아서 나는 냄새이다.
공기 중의 먼지와 질소가 줄어들면 하늘이 맑아지고, 공기는 더욱 신선해진다.

흙이 건강하고 식물들이 건강해야 우리의 먹을거리가 신선해져서 우리의 몸도 따라서 건강해진다.
건강한 흙속에서 건강한 생명체들이 건강하게 잘 살아야 식물도 건강하고, 사람도 건강해지며, 세상도 따라서 건강하게 된다.

땅속에서 들리는 슬픈 비명소리를 잘 들어야 한다. 더 이상 흙이 죽지 않도록 해야 한다. 더 이상 땅속 미생물들이 죽지 않도록 잘 보호해야 한다.

Chapter **8**

자연의 섭리를 따라

새싹이 나오고 있다. 가을에 뿌려졌던 씨앗들이 겨우내 얼었다 녹았다 하면서 부드러워진 흙의 품에 안겨 올라오고 있다.

자연은 어머니의 품과 같다. 겨울은 씨앗이 썩지 않도록 잘 보관해주는 냉장고요, 씨앗들이 땅에 잘 묻히도록 품어주는 따뜻한 손이요, 뿌리를 튼튼히 가꾸어 주고, 새봄에 새 힘을 주는 고마운 계절이다.

봄은 산 밑 들판에서부터 오고, 남쪽에서부터 오며 북상하면서 점점 더 푸르러진다.

봄에 피는 꽃을 보면 10㎝ 미만의 잡초에서 맨 먼저 꽃 피고, 20㎝ 정도의 식물에서 그 다음 꽃이 피며, 다음으로 30

㎝ 이상의 작은 나무에서 꽃이 핀다.
그 후 6월쯤 해서 큰 나무들에 잎이 나고 꽃이 피는데, 상록수인 소나무 밑에는 묘하게도 잡초가 별로 없다. 일 년 내내 그늘이 지기 때문이다.

자연은 서로를 지극히 배려해주고, 서로를 상생의 동반자로 생각하면서 질서를 잘 지킨다.

자연의 섭리는 참으로 조화롭고 신비하다.
가을 단풍은 산꼭대기에서부터 시작되며, 북쪽에서부터 시작된다.

이 지구상의 유일한 생산자는 식물들이다. 동물들은 소비자다. 동물 중에서도 최대의 소비자는 인간들이다.
같은 원리에서 보면, 하늘과 땅과 해와 달과 풍운우로상설은 생산자요, 식물들은 소비자다.

자연의 섭리를 잘 알고, 올바르게 잘 살면 생산자가 되지만, 자연을 무시하고 파괴하며, 인간 위주의 삶을 살면 파괴자요 소비자가 된다.

자연의 섭리에 따르고 성현군자의 말씀으로 살면 행복과 평화가 찾아오지만, 인간의 욕망만을 위해 자연을 무시하고 마구 파괴하면서 살아간다면 불행과 재앙이 뒤따른다.

자연의 섭리에 잘 순응하면서 자연과 함께 살아가는 지혜가 필요하다. 그래야 살 길이 열린다.
원시인들처럼 자연 속에서 자연스럽게 살아가는 것이 우리의 참 모습이요, 참 삶이다.

하늘과 땅과 식물과 사람들이 함께 건강해야 살기 좋은 세상이 된다. 아름다운 세상이 된다.

자연으로 돌아가라. 자연으로 돌아가 자연과 더불어 자연스럽게 잘 살아야 우리의 살길이 열린다. 지상낙원이 건설된다.

우주 안의 모든 생명체가 다 함께 행복하다면, 우리 인간도 한 송이의 꽃처럼 참으로 아름다울 것이다.

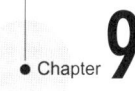

Chapter 9

태양의 노래

어제의 태양과 오늘의 태양, 내일의 태양은 다 똑같은 태양이다.
해맑은 햇살로 인사를 하면 언제나 희망이 가득하고, 항상 새날이며, 날마다 웃음이 가득해진다.

아침 해 저녁 해를 친구처럼 애인처럼 가슴속에 품고 살면 오래도록 행복할 것이다. 매일매일이 평화로울 것이다.

아침 해가 밝아오면 하루를 시작하고, 달이 떠오르면 저녁 등불을 밝힌다.
별이 반짝이면 식물들이 춤을 추고, 별들이 잠을 자면 땅속 벌레들이 노래를 한다.
해와 달과 별빛을 따라 하루하루를 살다보면 기쁨도 오고, 행복도 온다. 살맛이 나게 된다.

Chapter 10

자연은 우리의 고향이다

사람이 山에 있으면 누구나 神仙이 된다.
사람이 山에 살면 누구나 山神이 된다.
사람이 山에 오르면 누구나 자연이 된다.

사람이 山에 가면 그냥 山이 된다.
사람이 山에 머물면 마음이 깨끗해진다.
자연은 우리의 마음을 아름답게 가꾸어 준다.

자연은 뭇 생명체들의 포근한 안식처이다.
자연은 만물의 어버이요, 우리의 고향이다.
자연으로 돌아가라, 자연인이 되라.
그리하면 살아있는 신선이 될 것이다.

Chapter 11

새로운 풍수지리

요즘 새로운 풍수지리(風水地理)가 뿌리를 내리고 있다. 우리의 일상생활과 직접적으로 관련되어 우리의 삶을 더욱 풍요롭게 하고 있다.

원래의 풍수지리는 땅의 형세를 본 후 집터와 묘터를 잡고 인간의 길흉화복(吉凶禍福)을 설명한 학설인데, 근래에는 새로운 풍수지리 학설이 생겨나고 있다.

새로운 풍수지리에서는 실내(집안)를 밝게 하는 것이 좋다고 한다. 실내에 큰 거울을 설치하여 더 밝게 하거나, 유리창을 넓고 크게 하여 햇빛이 잘 들게 해서 항상 밝고 상쾌한 생활을 하도록 하고 있다.
또 새소리 바람소리 물소리 등 아름다운 자연의 소리가 들리게 해서 자연의 품안에 안겨 있는 느낌을 갖게 한다.

살아 있는 것을 집안에 두거나, 식물과 꽃, 수족관 등을 집안에 두어서 살아 있는 것들과 더불어 삶에 활력을 주기도 하고, 집터 주위에 작은 연못이나 흐르는 샘을 만들기도 하며, 숲이나 강, 바다가 보이는 곳에 집을 짓기도 한다.

바위(수석)나 고가구 등 무거운 것을 집안에 들여 놓아 안정감을 주기도 하고, 품격 있는 전자제품이나 그림, 조각품 등으로 환경에 변화를 주기도 하며, 값나가는 패물 등의 물건으로 마음을 든든하게 하는 효과를 보기도 한다.
또 봄, 여름, 가을, 겨울 등 사계절에 맞는 색상으로 인테리어를 하고, 개인의 건강에 도움이 되는 물건들을 잘 보이는 곳에 두어 수시로 건강관리를 한다.

어떤 의미에서 보면 풍수지리란 오늘날의 조경사업이며, 인테리어(실내장식)로써, 우리의 주위 환경을 아름답고 쾌적하게 잘 가꾸고, 집안을 편리하고 아늑하게 잘 꾸며서 포근한 안식처(安息處)로 만들어 행복한 삶을 오래도록 잘 누려보자는데 있다고 할 것이다.

사람은 자연이 살아 숨 쉬는 곳에서 자연스럽게 살아가야 가장 잘 살 수 있다.
자연으로 돌아가서 자연과 함께 살아가야 건강해지고 행복해진다.

Chapter 12

농사는 하늘이 짓는다

농사는 사람이 짓는 것이 아니라, 하늘이 지어 준다.
농사란 별들의 노래다. 농사의 농(農)이라는 글자는 노래 곡(曲)자와 별 진(辰)자가 결합된 것이다. 뭇 벌레들이 밤에 별을 보고 노래하는 것이 농사인 것이다.

사람이 농사를 짓는 것이 아니라, 하늘이 농사를 짓고, 벌레와 자연이 농사를 지어 준다.

식물들은 밤에 달을 보고 자란다. 달이 뜨는 밤에는 땅 위의 농작물들이 잘 자라고, 달이 뜨지 않는 암흑의 밤에는 땅속 식물들이 별을 보고 잘 자란다.

초승달이 뜨는 시기부터 보름달이 뜨는 시기까지의 달밤에는 밤과 감, 사과와 배 등의 과일들과 오이, 가지, 수박 등

열매 채소들이 잘 자라고, 보름 이후의 어두운 밤에는 무, 당근, 고구마, 감자 등 땅속 식물들이 잘 자란다.

일월성신(日月星辰)이 농사꾼이요, 풍운우로상설(風雲雨露霜雪)이 농사꾼이요, 춘하추동이 농사꾼이요, 밤과 낮이 농사꾼이요, 뭇 벌레들이 모두 농사꾼이다.

사람의 힘만으로 농사를 짓는 것이 아니라, 하늘과 땅과 만물이 다 함께 농사를 짓고 있음을 알아야 한다.

사람이 아무리 노력을 해도 하늘이 허락하지 않는다면, 농사를 잘 지을 수 없으며, 배불리 잘 먹고, 잘 살 수가 없다.

Chapter 13

죽은 후의 몸

사람은 죽게 되면 자신의 몸을 어떻게 해 주기를 바라고 있을까?
희로애락애오욕 칠정의 감정을 따라 웃고 울며 아웅다웅 살다가 한 줌의 흙으로 돌아갈 자신의 몸이 사후에 어떻게 처리되기를 바라는 것일까?

토장(土葬)의 풍습을 가진 우리 선조들은 사람이 죽은 후에 그 시체를 땅에 묻으면 몸은 다시 흙으로 돌아가고, 영혼은 하늘로 돌아간다고 믿었다.
또 화장(火葬)을 하게 되면, 사람의 몸을 태울 때 생기는 연기를 타고 천상의 조상 앞에 갈 수 있다고 보았다.
불은 재생(환생)을 위한 정화작용(淨化作用)으로 보았으며, 시체를 불에 태워 생전의 죄악을 소멸시키고, 환생을 바라는 영혼을 하늘로 보냈다.

수장(水葬)은 물을 땅의 어머니로 생각하여 죽은 몸을 물고기들의 먹이로 보시하는 것인데, 필요 없게 된 몸을 어머니의 품안에 살고 있는 고기들의 먹이가 되게 하는 것이다.
수장을 하면, 시체를 먹은 물고기가 사람의 영혼을 싣고 극락으로 가게 된다고 한다.

조장(鳥葬)은 우리의 영혼이 쉽게 하늘로 올라가기 위해서 날아다니는 새들에게 공양하는 풍습이다.
즉, 몸은 독수리의 밥이 되게 하고, 뼈는 가루로 만들어 밥과 섞어서 짐승들의 먹이로 주기도 한다. 또 불을 매우 신성시하기 때문에 불을 오염시키지 않기 위해서 새들에게 먹이로 공양하는 것이라고 한다.

풍장(風葬)은 사람의 시체를 불사르고 난 후의 뼈를 가루로 만들어서 바람에 날려 보내는 풍습이다.
땅이나 물을 오염시키지 않고, 세상에 자신의 흔적을 조금도 남김없이 자연으로 되돌려 보내는 것이 풍장이다.

암굴장(岩窟葬)은 사람의 심령(心靈)을 아주 편안하게 잘 지켜준다는 의미의 장례이며, 탑이나 돌 속에 시체를 넣어 무덤을 대신 했다고 한다.
석관(石棺) 속에서 편히 잘 쉬다가 다시 살아나라는 염원에서 비롯된 풍습이라고 한다.

미이라(mirra)장(葬)은 생전의 모습을 수시로 볼 수 있도록 하기 위해서 시체가 썩지 않도록 약품 처리를 하여 유리관에 보관하였다.
이 풍습은 사후에 재생을 염원하는 간절한 마음으로부터 비롯된 것이라고 한다.

위와 같은 여러 가지 장례 풍습들은 모두 다시 살아나기를 간절히 염원하는 기도의 마음이고, 죽은 후에는 아주 편안히 잘 쉬라는 깊은 배려의 마음이 깃들어 있으며, 죽음은 영원한 이별이 아니라 죽은 자와 늘 함께 하고자 하는 후손들의 마음이 깔아 있는 것이다.
또 죽음에는 본래의 고향으로 되돌아간다는 뜻이 담겨져 있다고 보았으며, 삶과 죽음 모두를 아름다운 것으로 보았다.

삶과 죽음은 둘이 아니라 하나임을 일깨워 주는 교훈들이 장례 풍습 속에 담겨 있으며, 사람은 누구나 다 살아서나 죽어서나 변함없이 잘 살아야 한다는 교훈도 담겨 있다.

사람이면 누구나 다 건강하게 잘 태어나서, 행복하게 잘 살다가, 편안하게 잘 죽고, 또다시 건강하게 잘 태어나서 잘 사는 것이 꿈이요 이상인 것이다.

Chapter 14

늘 감사하고 보은하며

사람들은 모두 자신의 생각과 행동에 따라 삶을 잘 살아가는 것처럼 생각하지만, 막상 따지고 보면 제 생각 제 행동이란 것이 모두 다 남의 눈치, 남의 평판에 얽매인 생각들이요, 행동들이다.

하나에서 열까지 남을 의식하지 않는 생각들이 없다.
모두 다 남에게 보여 주기 위한 삶이요, 모두 다 남에게 자랑하기 위한 행동양식들이다.

나를 헐뜯는다고 내게 무슨 손실이 있으며(毁吾 吾何損 훼오 오하손), 나를 칭찬한다고 내게 무슨 보탬이 있겠는가(譽吾 吾何益 예오 오하익).

사람들이 나를 죽일 놈 살릴 놈 해도, 내 스스로 양심에 한

점 부끄럼이 없다면, 남들의 야단법석은 한 바탕 지나가는 바람소리에 불과할 것이다.

남이 알아주지 않더라도 불만스레 여기지 않는다면 그는 철든 사람이다.
남에게 보여 주기 위한 삶이 아니라, 합당한 자세로 자신의 삶을 충실히 살아간다면, 그를 일러 어른(成人)이라 할 것이다.

남과 비교하고, 남의 눈치만 보며, 남에게 보여주기 위해서만 살다 간다면, 그는 껍데기 인생을 사는 것이다.

오직 참마음으로, 참 길을 참되게 살아간다면 그는 참 사람일 것이다.
언제나 양심에 따라서 참되고 바르게, 열심히 잘 살아간다면 그는 존경을 받을 것이다.

참 마음으로 참 길을 바르게 잘 가야 한다.
모두가 다 도인(道人)이 되고, 진인(眞人)이 되고, 선남(善男) 선녀(善女)들이 되어야 한다.

도인(道人)이 타락을 하면 망나니가 되듯이, 천사(天使)도 타락을 하면 악마가 된다.
평화(平和)의 깃발이 변신을 하면 총칼이 되듯이, 사랑의

밀어가 변신을 하면 독사가 된다.
진실이 변신을 하면 거짓이 되고, 아름다움이 변하면 쓰레기가 된다.
어떠한 아픔이 가슴을 저민다 하더라도 몸부림치며 떨쳐내야 한다.
까마득한 태초의 약속들을 지켜야 한다.
눈물 어린 정성으로 기쁘게 살아야 한다.
웃으며 살아도 모자라는 세상이다. 감사하며 사랑하고, 보은하며 살아야 한다.

Chapter 15

생긴대로, 운명대로

가을철이 되면 털 짐승들은 털갈이를 한다.
여름철에는 털이 굵어져 더위를 나게 하고, 겨울철에는 털이 가늘어져 추위를 나게 한다.

지구상의 모든 생명체가 다 운명대로 살다가 죽도록 되어 있다.
너무 춥다고 움츠러들지도 말고, 너무 덥다고 게을러지지도 말고, 너무 가난하고 못났다고 비관하지도 말라. 생명을 가진 존재는 모두 다 자기 운명대로 살다가 간다.

생로병사는 변화요 자연의 섭리이다.
사람은 태어나서 누구나 다 아프고 병들게 되며, 늙으면 죽게 된다.
죽을 때는 빈손으로 간다.

원망과 욕심으로 가면 죄요. 감사와 기쁨으로 가면 평안이요 행복이다.

생긴대로, 운명대로, 늘 감사하며 열심히 잘 살라.
언제나 최선을 다하여 후회가 없도록 하라.
자연 속에서 자연인으로 자연스럽게 잘 살았으므로 잘 살았다고 말하도록 하라.

Chapter 16

가슴이 답답할 때에는

사람이 살다보면 짜증나는 일도 많고, 화가 치미는 경우도 많고, 슬퍼지는 경우도 많고, 왠지 가슴이 답답한 경우도 많다.

같은 일을 몇 번이고 되풀이하여 잘못하는 경우를 보면 짜증도 나고, 화도 나고, 슬퍼지기도 한다.
똑같은 참회의 기도를 여러 차례 되풀이 한다거나, 잘못했다는 이야기를 자주 반복하는 경우들을 보면 짜증이 나고 화가 치민다. 모든 사람이 다 마찬가지이다.

죄인 줄을 모르고 살거나, 같은 죄를 몇 번이고 되풀이해서 반복하면 짜증도 나고 화도 난다. 나쁜 일들을 끊임없이 되풀이하거나, 남에게 해독(害毒)을 자주 끼치거나, 남의 마음에 상처를 자주 입히거나, 남의 앞길을 가로 막는 일들을 되풀이 하는 것을 보면, 왠지 짜증이 나고 화가 난다.
또다시 되풀이할 목적으로 죄악을 범하는 경우와 죄를 즐긴다거나, 죄인 줄도 모르고 철없이 날뛰는 것을 보면 짜증이 나고 슬퍼진다.

신성(神性)을 모독하거나, 성인군자들을 무시하거나, 부모와 조상, 어른들을 업신여기는 경우를 보면 화가 나고, 짜증이 나고, 슬퍼진다.
사람들은 자신의 그름이나 잘못은 보지 못하면서 하늘을 탓하고, 부모 조상을 탓하고, 상대방의 탓으로 잘못을 돌린다.

옳고 그른 것을 구분하지 못하고, 그냥 되는대로 막 사는 것을 보면 왠지 가슴이 아프고 슬퍼진다.
해야 할 것과 해서는 안 될 것을 구분하지 못하고 아무렇게나 막 사는 것을 보면 왠지 슬퍼지고 화가 난다.

오늘 하루만 살고 갈 것처럼 살고, 앞으로 닥쳐올 것들은 생각하지 않고 막 사는 사람들을 보면 왠지 답답하고 서글퍼진다.
10년 후나, 노년기나, 다음 생을 염두에 두지 않고 하루살이처럼 막 사는 경우를 보면 왠지 불안하고 슬퍼진다.

자기 자신의 참 모습을 찾을 줄도 모르고, 자기 자신을 되돌아 볼 여유도 없이 막 사는 사람들을 보면 왠지 답답하고 서글퍼진다.

매일매일을 일에만 매달려 돈돈하며 바쁘게 사는 것을 보면 왠지 가슴이 답답하고 아프기만 하다.

매사에 법도가 없고, 버릇이 없고, 질서도 없이 아무렇게나 막 사는 것을 보면 숨이 막히고 답답한 경우가 많다.

어떻게 해야 세상과 함께 잘 살 수 있을까를 생각하지 않고, 자기 하나만을 위해서 막 사는 것을 보면 답답하고 짜증이 난다.

똑같이 하루 24시간을 쓰고 살면서도 철없이 살고, 계획 없이 살고, 까닭 없이 살고, 경우(境遇)없이 살고, 흥청망청 막 사는 것을 보면 왠지 허무하고 부질없어 보인다.

그렇다면 우리가 정말로 잘 산다고 하는 것은 무엇일까?
정말로 보람 있게 잘 살려면 어떻게 해야 할까?
매일매일을 뜻 있고 행복하게 잘 사는 비결은 뭘까?

언제나 참 나와 함께 숨 쉬며 살고, 도심(道心)을 여의지 않고 살고, 언제나 세상과 더불어 함께 살고, 언제나 자연의 섭리를 따라서 순리대로 건강하게 제자리를 잘 지키며 당당하게 살아가라. 그러면 짜증도, 화도, 슬픔도 사라질 것이다.

사람은 자신이 태초에 왔던 길을 다시 잘 찾아갈 때 가장 보람 있고 행복하다.
사람은 道를 위해서 먹고 입고 자며, 묵묵히 살아갈 때 가장 순수하고 아름답다.

사람은 해와 달과 별들과 함께 숨 쉴 때, 가장 행복하다.
사람은 바람과 구름과 비와 이슬과 서리와 눈과 함께 숨 쉬며, 봄이 되고, 여름이 되고, 가을이 되고, 겨울이 될 때 가장 아름답다.

Chapter 17

함께 더불어 사는 세상

여름철에 사람들이 나무 그늘아래 놓여있는 탁자에 모여 앉아서 점심을 먹고 있었다.

얼마 후 사람들은 점심 식사를 마치고 하나 둘씩 각자의 사무실로 돌아갔다.

이때 주위를 맴돌고 있던 까치들이 몰려와서 점심에 먹다 남은 음식찌꺼기들을 찾아 먹기 시작했다.

사람들은 음식을 먹을 때 흘리면 안 되고, 남기면 안 되고, 버리면 안 된다고 배워왔다.

그런데 무심히 흘린 음식찌꺼기들을 찾아먹는 까치들의 모습을 지켜보면서 안 흘리는 것도 맞지만, 흘리는 것도 맞는 것이 아닐까 생각해 본다.

점심을 만들어준 사람의 정성에 보답하기 위해서 안 흘리고 감사히 다 먹는 것도 진리이지만, 무심히 흘렸거나 점심의 일부를 조금 남겨 주어 까치와 함께 살아가는 것도 맞는 것이 아닐까?
우리는 가끔 옳다고 하는 것들이 틀릴 수도 있고, 진리가 아닐 수도 있음을 알아야 한다.
가끔은 틀리다고 생각하는 것들이 맞을 수도 있고, 진리일 수도 있음을 알아야 한다.
작은 진리, 작은 정의로 인해, 큰 진리, 큰 정의를 망각하는 어리석음을 보여서는 안 된다.

우리는 가끔 작은 욕심으로 자기 자신만을 위하려다 큰 것을 놓치는 경우가 많다.
작은 그릇에는 큰 것을 담을 수 없다.
작은 진리로는 큰 진리를 바르게 볼 수 없는 법이다.

진리를 크게 깨쳐서 진리로 살면, 사는 것이 모두 진리가 된다.
道를 크게 깨쳐 道에 맞게 살면, 사는 것이 모두 道가 된다.

Chapter 18

나 자신을 바로 보자

나 자신이 바로 자연이요, 道의 모습이다. 나 자신이 바로 부처요, 하나님이다. 나 자신은 본래 순금이요, 진실의 모습이다.
사람은 부질없는 욕심과 성냄과 어리석음으로 인하여 자신의 참 모습을 망가뜨린다. 상처를 낸다.
돈과 명예와 이해관계로 인해 마음의 눈이 가려지게 되면 사람은 악마의 모습이 된다.

모든 성자와 철인들은 이 세상을 구원하려는 것이 아니라, 이 세상이 원래 구원되어 있음을 일깨워 주려고 한다.
늘 나 자신을 바로 보며, 본래의 참 모습을 잘 지키고 잘 가꾸는 것이 참 道요, 참 길이다.
나 자신을 바로 보고, 나 자신이 바로 서면, 남들도 따라서 바로 서게 되고 세상도 바르게 된다.

Chapter 19

현재의 삶에 충실하자

봄은 여름과 가을과 겨울을 잘 모른다. 여름 또한 가을과 겨울, 봄에 대해서 잘 모르며, 가을과 겨울 또한 이와 같다.
봄은 봄만을 알고, 여름은 여름만을 알며, 가을은 가을만을 알고, 겨울은 겨울만을 알아서 오직 자신의 일에 충실할 뿐이다.
그리고 아무런 미련도 걱정도 없이 다음 계절로 모든 것을 인계한다.
지금까지 애써 해왔던 모든 일들을 통째로 넘겨 줄 뿐이다.

우리 역시 우리 자신의 일만 알 수 있을 뿐이며, 내일 일도 모르고, 남에 대해서도 잘 알 수 없으며, 세상일도 안다고 할 수 없다. 오직 지금 나에 대해서만 조금 알 뿐이다.

하루살이는 하루만 보고 살고, 메뚜기는 한철만 보고 살며,

어리석은 사람은 자기 자신만을 바라보며 일생을 살아간다.
그러나 철든 사람은 자신을 알고, 자신이 해야 할 일을 알고, 남을 배려할 줄 안다.
지금 현재의 삶을 사랑하며 충실히 살아간다.

Chapter 20

하루가 우주다

밝음과 어둠, 밤과 낮 속에 음양이 있고, 우주가 있고, 음양오행이 있고, 일월성신이 있다.

사람들은 흔히 해가 뜨고 진다고 한다.
그러나 사실은 우리가 살고 있는 지구가 자전(自轉)과 공전(公轉)을 거듭하며, 태양을 중심으로 돌고 있는 것이다.

낮에는 달과 별들이 사라지는 것일까? 아니다. 밝은 빛 때문에 보이지 않을 뿐이다.
어두운 밤에는 태양이 사라지는 것일까? 아니다. 어둠의 반대편에 숨어서 존재한다.
때문에 밝음의 양(陽)속에 음(陰)이 숨어 있고, 어둠의 음 속에 양이 함께 하고 있는 것이요, 음과 양은 하나인 것이며, 음과 양을 합하여 우주라고 하는 것이다.

밤과 낮을 합하여 하루라고 한다. 그래서 하루가 우주요, 하루 24시간 속에 우주도 있고, 진리도 있고, 道도 있다.
밤과 낮이 우주요, 밝음과 어둠이 진리요 道다.

사람들은 하루라고 하는 24시간 동안을 열심히 살아간다.
매일매일을 열심히 잘 사는 것이 바로 인생이다.

이 세상에서 가장 짧게 살고 가면서도 가장 많은 일을 하고 가는 생명체가 바로 하루살이라고 하는 곤충이다.

하루살이는 하루 24시간 동안 아들과 손자를 낳고, 증손자까지 보고 살다가 죽는다.
그러니 하루살이로서는 참으로 긴 시간을 바쁘게 살고 간다고 할 수 있겠다.

인간의 60년 혹은 100년 세월에 비하면 하루살이의 하루는 눈 깜짝할 시간이다.
우주적인 긴 변화에 비하면 인간의 100년 또한 한 순간에 지나지 않는다.

짧은 하루 동안 서로를 시기 질투하면서 아옹다옹 싸우는 인간들의 모습은 참으로 초라하고 부끄럽다.
남과 비교하지 말고, 서로를 귀히 여기면서 서로를 진정으로 사랑해야 한다.

항상 건강하고 행복하게 살아야 한다.

우리나라에 4대가 함께 사는 장수 가족들이 있다고 한다. 다시 말해서 가장 윗대인 증조할아버지가 가장 아랫대인 증손자를 보면서 살아가는 장수 가족 말이다.

참으로 풍요로운 가족의 삶이요, 참으로 아름다운 인간세상의 풍경이다.

하루 24시간 속에는 우주도 있고, 진리도 있고, 道도 있다. 밝음과 어둠이 음양이요, 낮과 밤이 음양오행이요, 일월성신이 음양오행이다.

한 순간인들 헛되이 보낼 수 있겠는가!
오직 진리와 더불어 당당히 살아가다 보면, 우주와 함께 웃을 수도 있으며, 해와 달, 별들과 함께 행복할 것이다.

제 4 장
태식호흡과 생활

Chapter 1

영문을 아는 사람이 되자

사람은 왜 사는 것일까?
사람씨를 잘 만들어서 사람의 씨앗을 아름답게 잘 가꾸기 위해서이다.

사람은 죽어서 어디로 돌아갈까.
육신과 씨앗이 분리된 우리의 목숨(숨, 호흡)이 숨어 있는 영혼으로 돌아간다.

사람씨는 우리의 얼로, 살아 숨 쉬는 나요, 목숨이요, 영식(靈識)이다.
영식이란 신령스러운 앎이요, 지혜(智慧)요, 영문(靈門)이요, 사람이 나아갈 길이다.

사람의 씨앗은 육신이 사라지고 목숨이 끊어진 나요, 목숨이 숨어 있는 나로 우리의 영혼(靈魂)을 말한다.

사람의 얼은 정신이요, 혼이요, 넋이요, 영식(靈識)이다.
사람은 얼이 빠져나가면 정신이 혼미해져서 넋 나간 사람이 된다.
사람이 넋을 잃고 살면 혼불이 꺼지고, 사람의 씨가 죽는다.

사람의 씨가 사람의 영식이요, 살아 숨 쉬는 목숨이요, 참나다.
그렇다면, 무엇으로 사람의 씨를 만들고, 어떻게 사람의 씨앗을 가꿀까.

명문(命門)을 통해서 영문(靈門)을 열어야 사람씨를 만들고, 사람의 씨앗을 가꿀 수 있다.

명문은 우리 목숨의 근본씨앗(근본뿌리)인 영혼의 출입문이다.
새옷(새몸)을 갈아입기 위해서 들어가는 문임과 동시에 헌옷(죽음)을 벗고 나오는 문이다. 때문에 명문은 우리 영혼의 출입문인 영문인 것이다.

영문을 열려면 명문호흡(命門呼吸)을 해야 하고, 태식호흡에 이르러야 영문이 열리고, 영문을 알 수가 있다.

영문이란 까닭이요, 지혜(智慧)요, 광명(光名)이다.

사람은 영문을 모르고 태어나서 영문도 모른 채 살다가 영문도 모르고 죽는다.
사람이 영문을 알게 되면, 왜 태어났는지를 알게 되며, 왜 사는지 알고, 왜 죽는지도 알 수 있다.

인과의 이치를 깨치면 누구나 다 영문을 알 수 있다.
삼세인과(三世因果)를 깨치면 누구나 다 부처가 된다.

사람의 씨와 목숨과 영식은 하나이다. 즉, 사람의 씨앗과 혼불과 영혼은 하나인 것이다.

살아있음이 목숨이요, 목숨의 숨짐(숨음)은 죽음이다. 살아있는 목숨의 나는 영식이요, 목숨이 끊어진 죽음의 나는 영혼이다.

얼이 빠지거나 넋이 나가면 혼불이 꺼지고, 사람씨가 죽는다.
사람씨가 죽거나 사람의 씨앗이 병들면, 우리의 영혼이 병들게 되고, 정신이 혼미해진다.
정신이 흐려지면 죽은 목숨이요, 살아도 사는 것이 아니다.

혼불이 살아야 사람씨가 자라고, 사람의 씨가 충실해야 아름다운 영혼이 된다.

사람의 씨는 혼불이 키우고, 사람의 얼은 혼불이 빛을 내며, 사람의 넋은 혼불이 지키고, 사람의 정신은 혼불이 살린다.

목숨은 죽음으로, 죽음은 목숨으로, 생(生)은 사(死)로, 사는 생으로, 영식(靈識)은 영혼(靈魂)으로, 영혼은 영식으로 돌고 돌며, 끊임없이 변화하면서 영원히 사는 것이다.

육신을 가지고 살아가는 나는 늙고 병들어서 목숨이 숨어 있는 나로 죽게 되고, 목숨이 숨어 있는 나의 영혼은 또다시 태어나서 살게 되므로 영생(永生)을 하는 것이다.
죽었다고 없어지고, 살았다고 영원히 사는 것이 아니라, 생로병사(生老病死)를 따라 끊임없이 변화하면서 영원히 살아가는 것이다.

건강하게 태어나서 행복하게 잘 살다가 편안한 죽음을 맞는 사람은 누구나 또다시 태어나서 잘 살 수 있다. 영생(永生)을 하는 것이다.
그러나 만일 우리의 영혼을 아름답고 빛나게 가꾸지 않는다면, 건강한 몸으로 잘 태어날 수 없으며, 행복하게 살 수도 없고, 편안하게 잘 죽을 수도 없으며, 또다시 태어날 수도 없다.

우리의 영식이 만일 죽게 되면, 영혼도 따라서 죽게 되며, 영식이 자라지 못하면 우리의 혼불이 꺼지게 된다.

혼불이 살아 있어야 사람씨가 자라게 되며, 영식이 살게 된다. 영혼이 빛나게 된다.

사람의 얼이 살아있게 되면, 그 얼이 그 사람을 지킨다. 얼은 그 사람을 잘 이끌어 사람의 씨를 자라게 한다.

우리 몸 안의 혼불이 꺼져 있으면 얼 빠진 사람이 된다. 넋 나간 사람이 된다. 정신없는 사람이 된다. 그리고 마침내는 씨 없는 죽은 사람이 된다.

사람이 만일 살아생전에 사람씨를 만들지 못하거나 죽은 후에 사람씨앗을 남기지 못한다면, 이는 마치 열매 없는 꽃과도 같아서 부질없는 인생이 되어 버리고 만다.

사람이 만일에 죽어서 사람 씨앗을 남기지 못한다면, 혼불이 없는 영혼이 되어 중천(中天)을 헤매는 잡신(雜神)이 되거나 귀신(鬼神)이 되기 쉽다.

죽은 후에 남긴 씨앗이 바로 우리의 혼불(및)이요, 영혼이요, 신명(神命)인 것이다.

사람이 만일 살아생전에 사람씨를 만들지 못하고, 사람씨앗을 남기지 못한다면, 결국에는 허망한 인생이 되어 버린다. 때문에 사람의 일이란 결국 사람씨를 만들어서 사람씨를 충실하게 가꾸고, 사람씨앗을 남기는 것이다.

만일에 사람의 얼이 돈과 지식과 세상 욕심에 빠져 있으면, 사람의 씨앗은 죽고 만다.
사람의 혼불이 꺼지고, 사람의 영혼이 사라진다.

사람은 누구나 다 사람의 씨앗을 가꾸는 농사꾼이다.
영혼을 아름답게 가꾸어 가는 수행자다.

사람씨를 가꾸는 방법은 바로 참선이요, 기도요, 명상이요, 정신수양이다.
때문에 정신수양을 바탕으로 해서 돈을 벌고, 지식을 쌓고, 명예를 얻는다면 세상이 아름답고 행복할 것이다.

사람씨를 가꾸고 사람씨앗을 살리는 일이 사람의 본업이며, 가장 급선무한 일이다.

살아있음의 목숨은 영식이 주인이요, 죽은 후의 목숨은 영혼이 주인이요, 숨 쉬는 나는 영식이요, 숨이 멈춘 나는 영혼인 것이다.
숨과 목숨, 영식과 영혼은 하나이다. 삶과 죽음도 하나이며, 생과 사가 둘이 아니다.

사람씨는 영식이요, 사람의 씨앗은 영혼이다.
혼불이 꺼지면 사람씨가 자랄 수 없고, 영식이 숨쉴 수 없다. 영혼이 빛날 수가 없다.

나의 씨는 과연 잘 자라고 있는가?
나의 씨가 만일 죽어가고 있고, 이미 죽었다면 어떻게 할 것인가. 한번쯤 진지하게 생각해 보아야 할 문제이다.

Chapter 2

우리의 숨이 곧 영혼이다

우리의 생명(목숨)은 들숨과 날숨으로 유지되며, 숨과 목숨은 하나이다.
우리의 영혼은 숨 속에 숨어있는 생명의 근본씨앗으로, 육체와 영혼은 하나이다.
우리의 영혼은 숨의 멈춤(숨음, 숨짐)으로 육신의 죽음을 말한다.

식물들이 꽃이 지고 잎이 졌다 하여 죽은 것이 아닌 것처럼, 우리의 영혼은 목숨이 숨져서 숨 속에 숨은 보이지 않는 존재로, 우리 생명의 근본씨앗이라 할 수 있다.
마치 식물의 씨앗처럼 생명이 살아 숨 쉬고 있는 존재로, 씨앗 속에 씨눈이 살아 숨 쉬고 있는 것과도 같다.

목숨이 끊어져 육신은 죽었으나 나의 참 존재는 영혼 속에 숨이 숨은 상태로 살아 숨 쉬고 있다. 다만 숨 쉬는 것을 잠시 멈추고 있을 뿐이다.

우리의 육신이 한 줌 흙으로 되돌아갔다 할지라도 우리의 영혼은 존재한다. 숨 속에 숨은 존재로 남아 있다. 그래서 생사가 둘이 아니요, 삶과 죽음을 합하여 인생이라 한다.

우리가 숨을 쉬면서 건강하게 잘 산다는 것은 우리 영혼을 보다 더 건강하고 튼튼하게 가꾸는 일이며, 아름답고 빛나게 하는 일이다.

우리의 몸은 영혼을 담는 그릇이다.
때문에 우리의 몸과 마음이 건강하고 깨끗해야지만 우리의 영혼이 아름답게 된다.

우리의 몸과 마음과 영혼은 하나이다.
우리의 마음씨가 악하고, 거짓으로부터 출발하면 양심이 죽게 되며, 영혼이 병든다.
마음씨가 착하고 선하면 양심이 살고 영혼이 빛난다.

이름 뒤에 사용하는 씨라고 하는 호칭은 사람의 영혼을 지칭하는 것으로, 사람의 근본씨앗을 말하는 것이다.

ㅇㅇㅇ씨란 수행자라는 존칭이며, 올바르게 잘 살고 있느냐

는 인사말이다.
날로 아름다운 영혼으로 거듭나라는 최고의 호칭이다.
자식(子息)이란 아버지의 씨라는 의미요, 사람의 씨라는 말이다. 아버지의 숨이 곧 자식이다.
어머니는 아버지의 씨를 10개월 동안 품고 길러서 새 목숨으로 숨 쉬게 한다.
그래서 아버지들은 내 자식이라고 하며, 어머니들은 내 새끼라고 하는 것이다.
사람이 태어나서 숨을 못 쉬면 죽는다. 10개월 동안 아버지의 씨를 품고 길러서 새 생명으로 살아 숨 쉬게 하신 분이 어머니다.
그래서 어머니의 자궁(子宮)은 우리 모두의 포근한 안식처인 것이다.

아버지는 우리에게 씨앗을 주신 분이요, 어머니는 그 씨앗을 잘 길러 주신 분이다.
그래서 부모님의 은혜가 하늘보다 높고, 바다보다 깊고, 땅보다 넓고, 태양보다 더 따뜻하다고 하는 것이다.

우리 인간은 끊임없이 영혼을 아름답게 가꾸며 살아가야 한다.
○○○씨라고 불릴 때마다 정신을 바싹 차려서 더 아름다운 영혼으로 거듭나야 할 의무와 책무가 있다.

사람씨인 우리의 영혼은 목숨이 끊어지면 성장이 멈추게 되므로, 육신이 살아 있을 때 더욱더 부지런히 빛내야 한다.

목숨이 붙어 있을 때 사람씨가 더욱 충실하게 영글도록 부단히 정성을 기울여야 한다.

우리는 왜 착하고 올바르게 살아야 하는 것일까?
우리는 왜 서로를 사랑하며 살아야 하는 것일까?
그것은 바로 우리의 영혼을 아름답게 하기 위해서이다.

서로를 사랑해야 우리의 영혼이 아름답게 빛난다.
착하고 올바르게 잘 살아야 우리의 몸과 마음이 건강하고 깨끗해진다.

숨과 목숨과 사랑과 영혼은 하나이다.
사랑하는 영혼으로 사는 것이 참 삶이요, 참 인생이다.
사랑받는 영혼으로 사는 것이 참 사람이요 참 인간이다.

사랑하는 영혼은 참 아름답다.
사랑받는 영혼은 참 행복하다.

Chapter **3**

사람이 사람으로 사는 이유

사람이 이 세상에서 사람으로 사는 이유는 뭘까?
사람은 왜 사는가?
그리고 어떻게 살아야 참으로 잘 사는 것일까?

식물은 땅에 뿌리를 박고 살기 때문에 그 씨나 뿌리가 땅속에 자리를 잡으면 시절의 인연을 따라 싹이 트고 자라나며, 튼튼하고 충실한 씨앗들을 만들어 또다시 땅에 뿌린다.

사람은 하늘에 속해 있으므로, 잠시 잠깐 지구에서 살다가 죽은 후 더 밝은 영혼이 되어 하늘로 돌아간다.

식물이 사는 목적은 튼튼하고 충실한 씨앗을 만들어 땅에 돌려주는 것이다. 그러한 삶을 위해 식물들은 태어나고 죽기를 반복한다.

우리 인간들 또한 깨끗하고, 밝고, 빛나는 영혼이 되어 하늘로 돌아가기 위해 살아간다.
그 다음 생에 보다 더 은혜로운 삶을 부여받기 위해 열심히 살아가며, 더 밝고 아름다운 영혼의 열매를 맺기 위해 노력한다.

우리는 오늘보다 내일에, 금생보다 내생에 더 깨끗하고 충실한 영혼의 열매를 맺기 위해 열심히 살아가는 것이다.

태양계 안에서 지구처럼 아름답고 살기 좋은 별은 없다.
물이 있고, 공기가 있고, 풀과 나무가 있고, 물고기와 동물들, 그리고 사람이 사는 곳은 오직 지구밖에 없다.
그리고 지구 안에서 살고 있는 것들 가운데, 가장 위대한 존재는 바로 사람이다.

세상 만물 가운데 가장 위대한 존재인 사람들이 할 일 중에서 가장 소중하고 값진 일이 있다면, 그것은 바로 정신 수양이며, 영혼을 더 밝고 아름답게 향상하는 일이다.
그래서 수많은 성자와 철인들이 정신 수양을 가장 값진 일이요, 인간의 본업(本業)이라고 강조한 것이다.

사람이 먹고 사는 문제인 육신의 의식주는 부업이기 때문에, 정신 수양과 함께 의식주의 문제를 추구하되, 본업에 바탕을 두고 의식주를 구해야 무질서와 혼돈이 사라진다.

그러나 만일 정신 수양을 무시하거나 소홀히 하면서 의식주만을 위주로 살아간다면 고통과 불행이 뒤따르게 된다.

무릇 사람은 정신 수양인 참선과 기도, 명상 등을 바탕으로 해서 올바른 정신으로 먹고 입고 사는 문제 등을 해결해 가야 한다. 그래야지만 참으로 행복하고 빛나는 영혼의 열매를 맺을 수가 있다.
이것이 바로 우리 인간이 사는 이유요, 목적이다.

사람이 만일 돈과 지식과 쾌락과 권세와 욕심과 원망과 어리석음으로 살아간다면, 뭇 재앙이 따르게 된다.

그러나 사랑과 자비와 어진 마음으로 착하고 올바르게 살아간다면 평화가 저절로 찾아온다.

끊임없는 정신 수양으로 우리의 영혼이 아름답게 빛난다면, 세상은 밝아지고 인간들은 더 아름다운 존재로 영원히 빛날 것이다.

Chapter 4

나의 적은 나 자신이다

어떠한 상황 속에서도 흔들림 없이 중심을 잃지 않고, 당당하게 잘 살아가기 위해서는 외부 환경에 잘 적응하는 것이 무엇보다 중요하지만, 그보다는 자기 자신과의 싸움에서 이기는 것이 더 중요하다.

최대의 적은 밖에 있지 않다. 자기 안의 약점이 적이 되기도 하고, 자신의 장점이 실패의 원인이 되기도 한다.

그렇다면 자기 자신과 싸워서 이길 수 있는 방법에 대해서 한번 알아보자.

첫째, 자신의 시간과 싸워서 이겨야 한다.
하루 24시간 동안의 계획을 철저히 잘 세워서 실천하는 노력이 필요하다.

오늘 하루와 지금 현재를 떠난 시간은 아무런 의미가 없다.

둘째, 게으름과 싸워서 이겨야 한다.
살다보면, 하기 싫을 때도 많고, 그만 두고 싶을 때도 많으며, 만사가 다 귀찮기도 하고, 핑계도 많아진다.
게으른 마음은 자신과의 싸움에 있어 최대의 적이며, 병균과도 같다.

셋째, 열등의식과 싸워서 이겨야 한다.
나는 안 되고, 나는 못하고, 나는 무언가 부족하고, 뭐든지 안 된다고 쉽게 포기하다 보면 항상 뒤처질 수밖에 없고, 패배자가 되어버리고 만다.

넷째, 자신이 불행하다는 생각과 싸워서 이겨야 한다.
돈이 없어서 불행하고, 못나서 불행하고, 되는 일이 없어서 불행하고, 돕는 사람이 없어서 불행하고, 외롭고 힘들어서 불행하고, 아무 것도 이루어 놓은 것이 없어서 불행하다는 생각에서 벗어나야 한다.
나는 뭐든지 잘 할 수 있고, 안 되면 되게 해서 꼭 이루어내고야 말겠다는 신념으로 살아야 한다.

다섯째, 자신을 괴롭히는 병마와 싸워서 이겨야 한다.
사람은 누구나 100% 건강한 몸으로 살아가는 것이 아니다.
인간이면 누구나 목숨이 살아 있는 동안 병마가 뒤따른다.

병마를 잘 다스리는 지혜와 비법이 있어야 살아갈 수 있다. 병마를 친한 친구처럼 잘 다룬다면 나 자신과의 싸움에서 이길 수 있다.
병마를 적으로 알고 원수로 알면 병마로부터 자유로울 수가 없다. 병마와 친해져야 한다.

여섯째, 물질을 낭비하는 습관과 싸워서 이겨야 한다.
우주와 자연, 지구의 환경적 측면에서 보면, 뭐든지 많이 갖고, 많이 쓰는 것이 잘 살고 성공하는 것이 아니다. 적게 쓰고, 아껴 쓰고, 가난하게 사는 것이 오히려 잘 사는 것임을 알아야 한다.

일곱째, 편하고자 하는 욕망과 싸워서 이겨야 한다.
살다보면 편하고, 쉽고, 힘이 안 드는 일을 선호하게 된다. 그러다 보면 자신도 모르게 비인간적이게 되고, 점점 더 물질의 노예가 되기 쉬우며, 돈의 노예로 전락하게 된다.

여덟째, 소극적인 성격과 싸워서 이겨야 한다.
한번 실패하고, 두 번 실패하고, 여러 번 실패하다 보면 소극적인 자세로 살기 쉽다.
1%의 가능성만 있어도 자신 있게 도전해 보고, 실패를 거듭해도 다시 성공할 수 있다는 신념으로 살아가야 한다.

아홉째, 겸손과 진리를 벗어나려는 자신과 싸워서 이겨야 한다.

살다보면 자신도 모르게 교만해지기 쉽고, 비굴해지기 쉬우며, 편법을 동원해서라도 쉽게 살고 싶어 한다.

이런 때일수록 원리원칙에 충실하고, 좀 더 겸손하게 자신을 채찍질하며, 항상 진리 앞에 당당하게 다가서서 정도(正道)에서 벗어나지 않도록 해야 한다.

그래야 오래도록 잘 살 수 있으며, 세상에 유익한 사람으로 변화되어 대중의 환영과 보호와 존경을 받게 될 것이다. 원하는 대로 소원을 이룰 것이다. 뜻하는 대로 목적을 달성할 것이다.

Chapter 5

참으로 올바른 사람은

사람이 올바르게 제대로 살려면, 수많은 시행착오를 반복하면서 아픔을 맛보아야 한다.
올바르게 살려는 의지와 각오를 다지는 일이 무엇보다 중요하며, 쉽게 좌절하지 말아야 한다.
뼛속을 적시는 아픔과 고통을 맛보고서야 참으로 올바를 수가 있다.

비위(비장과 위장)가 상해 봐야 하고, 애간장이 녹아 내려 봐야 하고, 간과 쓸개를 다 빼어 놓고 살아봐야 한다.

속 창자가 끊어지고 녹아내리는 아픔을 다 삭혀내고, 순간 순간이 너무 가혹하고 혹독하여 숨통이 막히고, 명줄이 끊어지는 듯한 절박함을 맛보아야지만, 참으로 텅 비울 수 있으며, 참으로 바를 수가 있다.

참 진(眞)자와 바를 정(正)자는 세상의 가장 참된 이치를 담고 있는 글자이다. 가장 귀한 보배이다.

누구든지 진정한 마음으로 산다면, 참 행복이 찾아올 것이다. 참으로 좋은 사람이 될 것이다.

Chapter 6

날개가 달린 사람은 아름답다

천사(天使)들에게는 두 개의 날개가 있다.

천사란 하늘의 마음으로 하늘 사람이 되어 하늘 일을 하는 사람들이다.
세상을 이롭게 하는 착한 사람들을 일컫는 말로, 아름다운 마음씨로 착하게 살아가는 사람을 우리는 천사라고 부른다.
법이 없어도 살아갈 사람들, 항상 양심적이고 도덕적으로 올바르게 잘 살아가는 사람들이다.

왜 천사들에게는 날개가 있는 것일까?
아마도 세상에 욕심이 없고, 불평불만과 원망심이 없고, 어리석음과 그릇됨과 허물이 없기 때문이며, 모든 것들로부터 자유롭기 때문일 것이다.
하늘의 마음으로 살기 때문에 하늘을 마음대로 날 수 있고,

세상의 일에 묶이는 바가 없기 때문일 것이다.
하나님이 뜻하는 바대로 살기 때문에, 새처럼 하늘을 날 수 있게 되었을 것이다.

천사란 항상 하늘에 뜻을 두고, 하늘 삶을 살며, 하늘 사람들을 돕는다.

부자가 천국에 가기는 힘들고, 오히려 가난한 자들이 천국에 이른다는 말의 의미는 무엇일까?

탐심(貪心, 욕심)과 진심(嗔心, 원망과 성냄), 치심(癡心, 어리석음과 그름)이 부자인 사람들은 천국에 이르기 어렵고, 탐진치(貪嗔癡)가 가난하고, 사랑과 공경심과 정성심이 부자인 사람들만이 천국에 이를 수 있다는 말이다.

탐진치(貪嗔癡)란 삼독심(三毒心)이요 해독심(害毒心)으로, 사람의 마음을 병들게 하고, 이웃들을 해롭게 하는 마음이다.
탐진치가 부자인 사람은 악마가 되고, 사랑이 부자인 사람은 천사가 되기 때문에, 탐진치는 가난할수록 좋고, 사랑은 부자일수록 좋다는 말이다.

사람이 세상을 살면서 하늘 사람으로 하늘 뜻에 따라 착하고, 어질고, 진실하고, 올바르게 서로를 사랑하며 살아야 참으로 행복하게 잘 살 수가 있다는 말이다.

하늘은 돈과 지식과 명예와 의식주가 부자인 사람을 원하지 않는다.
하늘은 자비와 사랑과 진실과 믿음과 공경심과 정성과 노력이 부자인 사람을 간절히 원한다.

하늘은 서로를 시기질투하고, 중상모략하고, 서로를 미워하고 원망하며, 서로에게 불평불만이 많은 사람을 원하지 않는다.

하늘은 서로를 이해하고 감싸주며, 서로를 진심으로 사랑하고, 서로를 하늘처럼 섬기는 사람들에게 두 개의 날개를 주어 천사라고 부르는 것이다.

아름다운 영혼을 가진 사람은 천사와 같은 삶을 살고, 빛나는 영성계발(靈性啓發)을 위해 애쓴 사람들이다.

아름답고 빛나는 영혼을 간직한 사람들은 뒷모습도 아름답고, 사는 모습도 아름답고, 죽는 모습도 아름답고, 죽은 후의 영혼도 아름답다.

아름답고 빛나는 삶을 사는 사람은 천사가 된다. 존경을 받는다. 사는 모습이 아름답다. 영혼이 빛난다.

건강하게 잘 태어나서 행복하게 잘 살다가 편안하게 잘 죽은 사람은 영혼이 아름답다. 천사의 모습으로 오래도록 잘 살 수 있다.

Chapter 7

인생은 살아 있음이다

인생이란 있음이요, 존재(存在)이다.
인생은 살아 있음이요, 생존(生存) 그 자체이며, 사람이 살아 있다는 그 자체가 바로 인생(人生)이다.

인생엔 정답이 없다. 올바른 것도 없다. 오직 최선을 다해 슬기롭게 잘 살아가는 것이 인생이다.

인생살이엔 옳고 그름이 없다. 오직 자신이 처해 있는 그 순간과 상황 속에서 자신의 선택에 모든 것이 달려 있을 뿐이다.
선택의 연속이 인생이며, 영원히 옳은 것도, 영원히 그른 것도 없다. 항상 끊임없는 변화 속에서 선택을 거듭하며 살아갈 뿐이다.

인생이란 살아 있음이요, 지금 살아서 숨 쉬고 있음이다. 지금의 존재, 지금 이 순간의 삶 그 자체가 바로 인생이다. 지금 이 순간 건강하게 잘 살아 있음이 최고의 인생이요, 최고의 행복이다. 가장 아름다운 인생이다.

Chapter 8

가난은 좋은 재산이다

가난하다고 스스로를 얕보거나, 업신여기거나, 무시하거나, 좌절하지 않아야 한다.
가난은 참 좋은 재산이 된다.
가난은 우리에게 많은 것을 상속해 준다.
튼튼한 손발과 굳센 마음, 무슨 일이든지 꺼리지 않고 할 수 있는 긍정의 힘을 준다.

가난하기 때문에 참을성이 많아지며, 작은 것에도 감사하게 된다.
가난하기 때문에 고통 받는 마음을 알고, 슬픔을 안다. 인내와 끈기를 알게 되고, 미래를 보며 희망을 키우게 된다.

가난하다고 무시당해도 부끄러워하지 않아야 한다.
가난하면 오히려 부자의 꿈을 더 크게 키운다.

가난하기 때문에 친구들과 깊은 우정을 쌓으며, 어려운 사람을 도울 줄 알게 된다.

참된 가난을 지닌 사람은 모든 것이 약간 불편할 뿐, 불행하다고 생각하지 않는다.
비난과 비웃음과 손가락질에도 개의치 않는다. 가난은 죄가 아니라고 받아 넘길 수 있는 여유를 가진다.

이러한 모든 것들이 가난한 사람들의 숭고한 재산이다.
어느 누구에게서도 상속받을 수 없는 고귀한 재산들이다.

희망과 꿈, 자신감이 없는 사람은 참으로 가난한 사람이다. 가난해도 큰 희망과 참된 꿈, 자신감이 넘치면 부자이며, 이런 사람은 누구나 성공할 수 있다. 누구나 부자가 될 수 있다.

Chapter 9

가장 빠른 길

사람이 살면서 지혜로워지는 가장 빠른 길은 남을 지혜롭게 만드는 것이다.
행복하기를 원하면 남을 행복하게 만들고, 풍족하기를 원하면 남을 풍족하게 만들면 된다.
남에게 대접받고 싶으면 먼저 남을 극진히 대접해 주고, 복 받기를 원하면 먼저 남에게 복을 베풀어야 한다.

더 많은 사랑을 원하면 삶터에서 남이 더 많은 사랑을 갖도록 만들어야 한다. 그렇게 하면 원하는 모든 것들이 내게로 되돌아오게 된다.

우리가 세상을 살아가면서 주의해야 할 것들에 대해서 한번 살펴보자.

첫째는 우리가 살면서 흔히 하게 되는 실수 중의 하나는 남의 허물을 탓하는 것이다.
남의 허물을 보지 말아야 한다. 혹 보더라도 마음에 담아두지 말아야 한다. 남의 허물을 보고, 흉을 볼 시간에 자신의 허물을 찾아 고치기에 힘써야 한다.

둘째, 자신에게 해독(害毒)을 끼치는 이들에게 앙심을 품지 말아야 한다. 나의 잘못을 깨우쳐 주고, 나의 그름을 씻어 주고, 나에게 바른 길을 안내해 주려는 뜻으로 받아들여야 한다.
유혹의 경계에서 흔들림이 없도록 일깨워 주는 스승으로 여겨야 한다.

셋째, 자신의 허물이나 과실, 책임을 남에게 떠넘기려 하지 말아야 한다. 자신에게 버거우면 남에게도 버겁고, 자신의 허물과 그름은 세상을 어둡게 하는 먹구름이며, 자신의 무책임은 다른 사람의 짐을 더 무겁게 할 따름이다.

넷째, 남의 고통과 불행을 즐거워하지 말아야 한다.
남의 단점 들추기를 즐겨하는 것은 박덕(薄德)함이며, 남의 불행을 즐기는 것은 악덕(惡德)함이다. 또한 교만과 거만은 부덕(不德)함이다.

다섯째, 남을 돕는다는 것을 드러내지 말아야 한다.

함께 살아가는 세상에서 마땅히 해야 할 일을 했다고 여기고, 그러한 기회를 준 것에 대해 고마운 마음을 가져야 한다.
남모르게 돕고, 왼손이 한 일을 오른손도 모르게 하며, 상(相)없는 보시가 상덕(上德)이 됨을 알아야 한다.

여섯째, 성내고 원망하고 미워하지 말아야 한다.
미움과 원망은 이제까지 애써 쌓아온 모든 공덕을 한꺼번에 소멸시켜 버리는 것이다. 면전에서 비난받고, 욕먹고, 얻어맞는다 할지라도 싸우거나 화내지 않고, 능히 자신을 잘 다스려야 한다.

일곱째, 이웃에 대한 자비와 사랑, 연민의 감정을 가져야 한다.
자신과 가까운 이웃을 위해 뭔가를 주고, 베풀고, 돕고 살도록 힘써야 한다. 자신의 주위 환경과 삶터가 밝고 좋아야 자신도 기쁘고 행복하다.

여덟째, 사람들이 자신을 나쁘고 그르다고 말하면 먼저 자신의 내면을 들여다보아야 한다.
그들이 틀리다면 무시해 버리고, 그들이 맞다면 그들에게 다가가 배워야 한다.
만일 타인의 그름을 지적했는데 그가 따르지 않는다면, 그대로 놔두어야 한다. 무슨 일이든지 억지로 하면 부작용이 따르는 법이다. 스스로 알아서 고칠 때까지 기다려야 한다.
아홉째, 과음은 실수의 근본이 되고, 과욕은 실패의 근본이 되며, 탐색은 망신의 근본이 되고, 과식은 단명의 근본이 되며, 과로는 만병의 근본이 된다. 무엇에든지 과불급(過不及)이 없게 하고, 중도(中道)에 맞도록 힘써야 한다.

열째, 희로애락애오욕(喜怒哀樂愛惡慾)에 해당하는 칠정(七情)의 감정이 얼굴에 나타나지 않게 해야 한다. 어렵고 힘들수록 마음의 중심을 잃지 않고, 언제나 미소 지을 수 있는 마음의 여유를 가져야 한다.
사람이 감정 변화가 너무 심하면, 날씨가 변덕스러운 것과 같아서 상대방에게 불쾌한 감정을 줄 수 있으므로 주의해야 한다.

적선(積善)하기를 좋아하면 선한 마음이 자라나고, 사지(死地)에 처한 이를 남몰래 도와주면 그 음덕이 하늘에 미치게 되며, 참 道의 길로 인도해 주면 영생의 은인이 된다.

덕으로는 패할 일이 없고, 악으로는 이룰 일이 없으며, 죄를 지어서 덕 볼일 없고, 복을 지어서 해를 당할 일은 없다. 사람은 누구나 다 하늘의 뜻에 따라 이 땅에 태어나 살아가고 있다. 때문에 모든 것을 다 하늘에 맡기고, 오직 인간의 본업(本業)인 도업(道業)에만 충실하다 보면 원하는 모든 것이 다 그 속에 있음을 알게 될 것이다.

죽고 사는 문제, 잘 살고 못 살고의 문제, 성공과 실패의 문제 등, 모든 문제는 필경 스스로 선택한 것들이다.
오직 하늘의 뜻에 맡기고 최선을 다하다 보면 모든 것이 다 잘 해결될 것이다. 뜻하는 대로 모든 것이 성취될 것이다.
정성(精誠)이 道이니 정성으로만 살면 모든 소원들이 다 이루어질 것이다.

Chapter 10

철들면 환영 받는다

잡곡밥을 하기 위해서 쌀과 보리쌀, 찹쌀과 콩, 수수와 조, 현미와 율무 등을 혼합하여 씻다보면, 덜 영글거나 벌레 먹은 곡식들은 물 위에 뜨게 된다.

물 위에 뜬 곡식이 아까워 버리지 않고 밥을 지으면, 맛이 떨어질 뿐만 아니라, 약간 씁쓸한 맛까지 느껴진다.
이것은 곡식이 덜 영글었기 때문에 쓴 맛이 나는 것이며, 벌레 먹은 곡식은 그 속에 벌레의 시체와 배설물들을 포함하고 있다.

덜 영글고 벌레 먹은 곡식이 물에 뜨고 밥맛을 쓰게 하듯, 사람도 거짓말을 일삼고, 남을 원망하고, 게으르고, 나쁜 짓만을 골라서 행하다 보면, 눈총 받고 소외되어 결국에는 쓸모없는 사람이 되어 버림을 받게 된다.

과일도 같은 나무에서 똑같이 수확을 하지만 남쪽 가지에서 수확한 것들은 단맛이 강하고, 북쪽가지에서 수확하는 것들은 신맛이 난다고 한다.
그 이유는 남쪽 가지는 햇빛을 많이 받고, 북쪽 가지는 햇빛을 덜 받기 때문이다.
사람도 이와 마찬가지이다. 거짓말을 많이 하고 살면 거짓말쟁이가 되지만, 진실하게 살면 존경을 받는 진인이 된다.
철들어 겸손하게 잘 살면 환영받고, 철없이 막 살면 푸대접 받는다.

인생살이에 있어 거짓과 불신과 게으름과 어리석음의 불순물들이 끼게 되면 쓴맛이 나게 되며, 버림을 받는다.
반대로 진실하고, 정직하고, 정성스럽고, 신용이 있어서 충실하게 잘 살면 환영을 받게 되며, 훌륭해진다.

우리가 도인이 되고 싶으면 마음을 도심(道心)으로 가득 채우면 되고, 성인(聖人)이 되고 싶으면 자비심으로 마음을 가득 채워야 하며, 진인이 되고 싶으면 마음을 진실로 가득 채우면 된다.
행복하게 살고 싶으면, 바르고 착한 마음으로 열심히 잘 살면 된다.

Chapter 11

아이들의 외침 소리

아이들은 지금 우리 기성세대에게 들리지 않는 목소리로 외치고 있다. 호소하고 있다.

지금 내가 해야 할 일들을 구체적으로 가르쳐 주고, 그것이 습관화 될 때까지 기다려 주며, 도와 달라고 호소하고 있다.
부모님과 어른들이 본보기가 되어 준다면, 좋은 습관을 빨리 갖추지 않겠느냐고 외치고 있다.

무엇이든지 자기 것이 되고, 습관으로 뿌리 내리기까지는 시간이 필요하다는 것을 말하고 있다. 한두 번으로는 도저히 습득할 수 없다는 말을 하고 있다.
내 수준에 맞고, 내 능력에 넘치지 않게 시켜달라고 요구하고 있다.

나의 부족한 점을 다른 형제들이나 다른 아이들의 장점과 비교하지 말라고 하고 있으며, 비교를 당할 때마다 자존심이 상하고, 반항심이 생겨나고, 풀이 죽는다는 말을 하고 있다.

아이들의 목소리에 귀를 기울여야 한다.

아이들을 교육할 때는 원하는 것이 저절로 얻어지는 것이 아니라, 경우에 따라서는 참고 기다려야 함을 일깨워 주어야 한다.

쓸데없는 고집은 꺾어 고집불통의 사람이 되지 않도록 해야 하며, 위험한 행동이나 남을 해치는 행동은 하지 않도록 교육해야 한다.

그때그때의 느낌이나 감정은 말이나 행동을 통해서 건전하게 표현하도록 훈육하고, 자녀가 지킬 수 있는 만큼의 규칙과 실천할 수 있을 정도의 약속을 하게 해야 한다.

지킬 것이 너무 많고, 실천할 사항이 너무 어렵고 힘들면 쉽게 포기하고 쉽게 의욕을 잃을 수 있어 좌절하기 쉽다. 또 무조건 하지 말라고 하는 것보다 어떻게 했으면 좋겠다는 의사를 전달하는 것이 교육에 도움이 된다.

직접 집안일을 도울 수 있는 기회를 주고, 가족의 구성원으로 함께 의견을 나누고 함께 일할 수 있는 기회를 주어 가정에서의 역할을 담당하게 한다면, 일을 통해서 보람을 느끼고, 협동심을 키우게 되며, 책임감을 갖고 인생 공부를 할 것이다.

어린이들은 모두 살아있는 신(神)이다.
어린이들을 함부로 무시하거나, 업신여기거나, 속이거나, 기를 죽이거나, 그릇된 일을 시키지 말아야 한다. 어머니와 아버지, 어른들이 먼저 모범을 보이고 거울이 되어야 한다.

어른들은 아이들의 신성(神性)이 잘 자라도록 알뜰히 보살펴주어야 한다.
아이들이 좋은 습관을 잘 익혀가도록 이끌어주는 좋은 스승이 되어야 한다.
자신의 몸과 마음을 스스로 오래도록 잘 관리하여 살도록 일깨워주어야 한다.

Chapter 12

진짜 걱정거리

사람들은 아직 일어나지도 않은 일에 근심 걱정을 한다. 또 이미 지나가 버린 일로도 근심걱정을 하며, 자기 일이 아닌 남의 일에 근심을 하고 걱정을 한다.

우리는 지금 무엇을 걱정해야 하고, 무엇을 생각하며 살아야 할까?

우리가 하는 걱정거리의 40%는 절대 일어나지 않을 사건들에 대한 것이고, 30%는 이미 일어난 사건에 대한 걱정이다. 22%는 걱정거리도 아닌 시시콜콜한 사건들이며, 4%는 우리가 어떻게 해볼 수 없는 천재지변과 같은 사건들이고, 나머지 4%만이 우리가 고민해서 해결해야 할 진짜 사건들이다.
다시 말해서 96%의 걱정거리는 걱정해봐야 아무 소용이 없는 그야말로 쓸데없는 걱정거리인 것이다.

우리가 쓸데없는 고민거리로 하루를 허비하고, 한 달을 보내고, 일 년을 살아간다면 어떻게 되겠는가?
근심과 걱정과 고민은 우리 영혼을 죽게 하고, 우리의 인생을 허망하게 한다.
근심과 걱정은 날려 보내고, 고민은 짧게 하라.
걱정을 많이 하고 오래하면 어두운 그림자가 따르고, 병마가 찾아든다.

지금 우리가 진짜로 걱정하고 고민해야 할 일은 무엇일까?

그것은 바로, 지금 이 순간에 어떤 방식으로 어떻게 존재해야 하는 것인가에 대한 고민이며, 지금 이 순간을 잘 살아가기 위한 방법에 대한 일이다.

어제는 지나간 과거요 역사물이며, 내일은 아직 오지 않은 미완성의 시간이다.
오늘만이 내 맘대로 쓸 수 있는 온전한 나의 것이며, 나를 나답게 할 수 있는 시간이다.

자기 자신을 지극히 존중하고, 지금 이 순간을 가장 소중하게 여겨서 지금 하는 일을 땀 흘려 사랑하라.

Chapter 13

세상을 지혜롭게 사는 법

요즘 사람들은 다들 너무나 잘나고, 너무나 똑똑해서 제멋대로인 경우가 많다.

서로에 대한 불신과 원망과 미움과 증오를 마음에 새기고, 서로를 속이고, 속고, 물고 뜯으며, 원수야 악수(惡獸)야 하며 눈만 뜨면 서로들 으르렁거린다.

참으로 좋은 것이 뭔지도 모르면서 좋은 것들을 찾고 있으며, 참으로 소중한 것이 뭔지도 모른 채 가지려고만 애들을 쓴다.

좀 있으면 거만하기 이를 데 없고, 좀 모자라면 너무 쉽게 타락하고 비관하며, 좀 쓸만하다 싶으면 너무 빨리 변해버리고, 좀 된 듯싶으면 누군가를 사정없이 짓밟아 버리며,

세상이 온통 아수라장 같다.

은혜를 입은 줄도, 은혜를 갚을 줄도 모르며, 배은망덕하기를 식은 죽 먹듯이 하고, 윤리와 덕을 무시한 채 되는대로 막 살아버리고, 양심은 마비되어 사기극이 판을 치고, 극단적 이기주의는 더욱더 기승을 부리며, 욕망의 불길은 끝없이 타오르기만 하고, 더 편리하고 더 좋은 것들이 날마다 쏟아져 나오는 물질 만능주의의 이 세상은 도무지 종잡을 수가 없다.

요즘처럼 요란하고, 시끄럽고, 혼란스럽고, 들뜬 세상을 어떻게 살아가야 하는 것일까?

어느 곳이든, 어떤 처지에서든, 어느 누구를 대하든, 항상 공경심과 두려운 마음을 가지고 살아야 한다. 항상 주의하고 조심하면서 겸손하게 살아야 한다.

대하는 모든 것들이 다 나에게 은혜를 주고, 나를 이롭게 할 수 있음을 알아서 언제나 잘 대하고 섬기자.

내가 사물을 잘못 다루거나 잘못 대하게 되면 나에게 손해를 가져다주거나 죄와 벌을 줄 수도 있음을 알아서 두려워할 줄도 알아야 한다.

대하는 모든 사람들에게 항상 나를 낮추고, 상대편을 높여주는 정성스러운 마음이 있어야 한다.
모두 다 부처님이요 하나님이요 스승님으로 생각하는 마음을 가지고 살아야 한다.

어떤 일을 행하든지 항상 내가 실례함이 없었는가를 살피고, 상대편의 실례는 너그러이 용서하고 감싸줄 줄 알아야 한다.

오직 내가 해야 할 도리만을 최선을 다해 행하고, 남의 시비 이해는 보지도 듣지도 말고, 오직 하늘마음으로 진실에 입각해서 바르게 열심히 살도록 하자.
그래야 너도 살고 나도 살고 모두가 함께 잘 사는 길이 열리리라.

Chapter 14

잘 영근 콩은 멀리 간다

방바닥에 콩을 쏟으면 콩은 제각기 온 방안으로 산산이 흩어진다.
그런데 가만히 보면 잘 영근 콩은 멀리 멀리 굴러가고, 제대로 여물지 못한 콩은 잘 굴러가지 못한다.

유심히 살펴보면 잘 영근 콩은 둥글고 예뻐서 멀리멀리 자유로이 굴러갈 수 있지만, 충실하지 못한 덜 영근 콩은 납작하고 쭈글쭈글하여 소리만 요란할 뿐 제자리에서 몇 걸음 가지 못한다.

사람도 잘 영글고 지혜로운 사람은 멀리 보고 원만하여 쓸모가 많으나, 덜 영글고 어리석은 사람은 말이 많고 요란하며, 쓸모가 없다.
잘 익은 곡식은 고개를 많이 숙인다. 왜냐하면 알곡이 충실하면 충실할수록 무겁기 때문이다. 덜 익은 곡식은 가볍기 때문에 고개가 숙여지지 않는다.

사람도 알면 알수록 고개를 숙인다. 왜냐하면 배울 점만을 찾기 때문이다.
사람은 인격적으로 잘 다듬어질수록 더 겸손해지지만, 인격이 없이 막 사는 사람들은 빈 수레가 요란하듯 늘 시끄럽기만 하다.

사람이 내적으로 충실하고 인격적으로 원만하면 아름답고 빛이 난다. 왜냐하면 늘 양심이 살아있고 영혼이 깨어 있기 때문이다.

Chapter 15

죽음의 보따리를 잘 싸라

사람 나이 사십이 되면 죽음의 보따리를 싸라 했고, 자기 얼굴에 책임을 져야 한다고 했다.
내가 바라는 나의 죽음은 죽는 날까지 한 점 부끄럼 없이 의식주를 잘 해결해 가면서 잠시 잠깐 아파하다가 그냥 자연스럽게 잘 가는 것이다.
깨끗한 영혼으로 잘 갔다가 건강한 몸과 마음으로 다시 올 준비를 잘하는 것이다.
육신이 있든 없든 상관하지 않고, 인생의 건전한 목표를 위해서 열심히 잘 사는 것이다.
뭘 바라지도, 어디에 기대지도 않고, 기쁘게 고통을 잘 맞이하며 죽음을 두려워하지 않는 것이다.

죽을 때 제대로 죽어야 영혼의 세계에서 헤매지도 않고, 외로워하지도 않으며 잘 견딜 수가 있다.

사람은 누구나 잘 태어나서, 잘 살다가, 잘 죽어야 또다시 태어나서 잘 살 수가 있다.
반가운 친구를 맞이하듯 죽음을 잘 맞이해야 잘 가서 다시 올 수 있다.

삶과 죽음은 둘이 아니다.
삶과 죽음을 합하여 인생이라 한다.

잘 살아야 잘 죽을 수 있고, 잘 죽어야 잘 올 수 있다.
우리의 인생은 영원하다. 우리의 영혼은 영원히 빛난다.

Chapter 16

사람이 사람답게 사는 법

사람이 사람으로서 사람답게 잘 살고, 인간이 인간으로서 인간의 도리를 다하며, 이 세상에서 환영과 존경을 받는 한 인간으로 거듭나기 위한 방법을 한번 알아보자.

첫째, 자신을 속이지 않고, 스스로의 마음에 상처를 내지 않아야 한다.

둘째, 뭇 생명들을 다 자신의 목숨처럼 소중히 여기고 사랑해야 한다.

셋째, 성인군자의 말씀이 땅에 떨어지지 않도록 하고, 윤리도덕과 세상사는 법도가 잘 실천되도록 힘써야 한다.

넷째, 하늘과 땅과 사람과 세상을 속이지 않고, 특히 사람을 그릇 인도하지 않으며, 대하는 인연들마다 상생의 선연으로 잘 화하도록 해야 한다.

다섯째, 재물을 지나치게 탐하지 말고, 뭐든지 너무 많이, 오래도록 소유하려고 하지 않아야 한다.

여섯째, 스스로의 분수를 지켜서 항상 몸과 마음과 생활이 편안하도록 힘써야 한다.

일곱째, 선지식들을 가까이 해야 한다.

여덟째, 정성스러운 마음이 잠시라도 끊어지지 않도록 노력하고, 언제나 최선을 다하여 후회하지 않도록 해야 한다.

아홉째, 날마다 더 널리 덕을 베풀고, 늘 아껴 쓰고, 나눠 쓰고, 바꿔 쓰고, 다시 쓰며, 세상과 전 인류와 함께 잘 살 수 있도록 좋은 습관을 가져야 한다.

위와 같이 하면, 사람이 사람으로서 사람답게 잘 살게 될 것이요, 인간이 인간으로서의 도리를 다 할 수 있으며, 세상의 환영과 존경을 받게 될 것이다.

사람이 사람보고 사람이라고 하지만, 사람이 사람다워야 사람이지, 사람의 탈을 썼다고 모두 사람이 아니다.

만일 사람이 사람답지 못하고, 인간이 인간으로서의 도리를 저버린다면 짐승만도 못하게 될 것이요, 몹쓸 사람으로 버림받게 될 것이다.

길을 가던 나그네가 한 도인에게 道가 뭐냐고 물었다.
도인(道人)은 사람 인(人)자 7개를 써 주면서, "사람이 사람 보고 사람이라고 하지만 사람다워야 사람이지, 사람의 탈을 썼다고 다 사람이더냐?"고 했다.

도인(道人)도 마찬가지이다. 도인이 도인보고 도인이라고 하지만, 도인다운 도인이라야 참다운 도인이지 도인이라고 해서 다 도인이라고 할 수 있겠는가?

사람은 사람다움의 향내가 나야 하고, 도인은 도인다운 성스러움이 깊어 있어야 한다.

Chapter 17

지금은 나답게 살 때이다

지난 과거는 말끔히 지우고 잊자. 지난 과오는 말끔히 버리고 씻자.
지난 과실(過失)은 잘 정리하고 바로 세우자. 지난날의 빚은 잘 갚고 새로 출발하자.
지난날의 복락(福樂)은 잘 거두어 또 다시 잘 심고 가꾸자. 지난 과거는 모두 다 밑거름 삼고 거울삼자.

지금은 참 나를 찾을 때이다. 지금은 나를 바로 세울 때이다.
지금은 나를 나답게 살릴 때이다. 지금은 나를 바른 길로 잘 인도할 때이다.
지금은 나 스스로를 잘 살게 할 때이다. 지금은 나를 평화롭고 아름답게 살아있게 할 때이다.

앞으로는 하늘의 뜻에 따라 참사람으로 다시 태어나야 하며, 진리에 의한 참 인격을 쌓아야 한다. 정의에 입각한 바른 생활을 해야 한다.
앞으로는 道를 이루어 우주를 구원하리라는 크고 넓은 마음으로 살아가야 한다.
끊임없는 정성으로 중도(中道)를 잘 실천해야 한다.
앞으로는 도인세상으로 가꾸어 가야 한다.
도덕세상으로 만들어 가야 한다.

우리는 항상 더럽고 오염된 마음을 맑고 깨끗하게 하고, 일그러지고 추한 모습을 잘 다듬어 밝고 아름답게 하고, 모나고 찌그러진 마음을 올바르고 원만하게 하고, 좁고 옹졸한 마음을 넓고 크게 하고, 거칠고 사나운 마음을 부드럽고 착실하게 하고, 굽고 사악한 마음을 바르고 인자하게 하고, 부족하고 가난한 마음을 넉넉하고 여유롭게 해야 한다.

언제나 최선을 다했으므로 후회하지 않도록 해야 한다.
언제나 정성을 다했으므로 부족함이 없다는 마음을 가져야 한다.
언제나 도심(道心)으로 가득하게 하여 행복한 웃음꽃이 피어나게 해야 한다. 언제나 진인사대천명(盡人事待天命)의 심경으로 겸허하게 살아야 한다.

Chapter 18

늘 깨어 있으라

사람은 어느 때나, 어느 곳에서나, 어떠한 사람을 대하거나, 어떠한 물건을 대하든지 오직 겸손의 마음과 섬김의 마음으로 살아가야 한다.

사람이 겸손의 마음과 섬김의 마음을 가지지 않으면, 아무리 가까운 사이라도 반드시 불평불만과 원망이 쌓이게 된다. 그러다 보면, 대수롭지 않은 상황 속에서도 서로가 얼굴을 붉히게 되고, 언성을 높이게 되며, 싸움을 하게 된다.

그것은 처지가 무간하고 경계가 가볍다 하여 마음 가운데서 겸손과 섬김을 놓아버리고 함부로 행한 까닭이다.

우리가 항상 겸손과 섬김의 마음을 가지고, 의(義)로써 올바르게 살아간다면 어느 때고, 어느 곳에서고, 어떤 사람을 대하더라도 항상 떳떳하고 당당할 것이다.

그러나 만일 겸손과 섬김을 놓아 버리고 함부로 되는대로 막 살아간다면 이 세상 모든 존재가 다 나를 구속하고, 나를 구박하고, 나를 해치는 도구요, 포승줄이 될 것이다.

우리가 거센 물결의 이 세상을 슬기롭게 잘 살아가기 위해서는 늘 자기 자신과 잘 화하고, 남과도 잘 화하며, 자연과도 잘 화해야 한다.

불화하면 있는 복도 소리 없이 물러가고, 화하면 물러갔던 복도 다시 찾아온다.
화하는 기술이 최고의 기술이 되고, 화하는 마음이 최고의 선(善)이 되고, 화하는 마음이 최고의 행복이 된다.

그냥 막 살지 않고 까닭 있게 잘 살도록 힘써야 한다.
뭐든지 예산 없는 낭비는 나를 망치고, 세상을 병들게 하는 무서운 악마이다.
까닭 없이 막 살고, 예산 없이 막 쓰고, 아무 계획 없이 그냥 살면 모두가 다 망하고 병들게 되어 엉망진창이 되고 만다.
마냥 바쁘기만 하고, 서로가 복잡하게 얽히고설켜서 사는 것은 아무런 실속이 없게 된다.

언제나 올바르고 검소하며 지혜롭고 실속 있게 열심히 잘 살아가야만 쓸모 있는 삶이 되고, 값어치 있는 삶이 된다.

항상 몸과 마음과 생활을 바르고 고요하게 해서 본래의 목적에서 벗어나지 않도록 해야 한다.

피나는 노력과 알뜰한 정성으로 얻어진 복이라야 참으로 값지고 보람 있는 것이 된다.
대가 없이 바라기만 하고, 노력 없이 빌어먹기를 좋아하고 보면, 인생의 참 가치를 모르고 그냥 지나가게 된다.

원망과 시기질투와 중상모략과 불평불만으로 살면, 알게 모르게 불행과 재앙이 찾아온다.
원망하는 생활은 죄악을 불러오고, 감사하는 생활은 은혜와 행복을 가져다준다.
언제 어디서나 감사와 보은, 상생과 은혜로 살아야 복락이 찾아온다.

뭐든지 잘 배우고 잘 가르칠 줄 알면 현자(賢者)가 되지만, 마냥 게으르고 남을 비난하기 좋아하면 자연히 어리석은 사람이 된다.

현명한 사람은 바른 길을 바르게 가지만, 어리석은 사람은 방황과 좌절과 고난의 길을 스스로 선택한다.

매사에 불신과 탐욕, 어리석음과 게으름으로 일관하면 점점 가난해지고 못나게 되며, 살길이 막히게 된다.
신뢰와 분발심, 연구심과 정성심으로 일관되게 행동하면 안 되는 일이 없다.

항상 깨어있는 열린 마음으로 열심히 땀 흘릴 줄 알아야 한다.
항상 두려워하는 겸손과 하나 되는 공경심으로 열심히 하는 일에 최선을 다하고 살아야 한다.

마음을 깨끗이 잘 비울 줄 알아야 좋은 것과 원하는 것들로 마음속을 가득 채울 수 있다.

이 지구상의 모든 존재가 다 자기 나름의 운명대로 살다가도록 되어 있다.

너무 춥다고 궁상떨지 말고, 너무 덥다고 자발떨지 말고, 너무 가난하고 못났다고 비관하지도 말라.
맘에 안 든다고 미워하지도 말고, 뜻대로 안 된다고 슬퍼하지도 말라. 오직 참마음으로 참되게 살 수 있도록 늘 힘쓰라.

나를 지극히 사랑하고, 살아있는 모든 것들을 지극히 사랑하고, 하는 일에 언제나 최선을 다하며, 세상을 오직 바르게 열심히 살라.
또한 살아있는 모든 존재들이 다 제 나름대로 잘 살 수 있도록 도우라.
남을 행복하게 하고, 세상을 평화롭게 하는 길은 내가 먼저 행복하고, 내가 먼저 편안해야 한다.

성공과 보람, 행복과 평화가 먼 곳에 있지 않다. 내 안에 있으며, 내가 스스로 만들어 가야 한다.

내가 나 스스로를 잘 가르치고, 내가 나 스스로를 잘 다스리고 보면, 남도 세상도 따라서 행복할 것이다.

Chapter 19

세월과 시간의 위력

사람이 살면서 아주 힘들고 지치거나, 생활이 너무 어렵고 팍팍하다고 느껴지거나, 숨이 막히듯 답답하고 고달플 땐, 고민하지 말고 세월과 시간에 맡겨라. 세월과 시간이 알아서 해결해준다.

세월과 시간은 순간순간의 아픔과 고통을 포근히 감싸준다. 상처와 불행을 말끔히 씻어준다. 자연의 시간 속에는 아픔도 슬픔도 고통도 불행도 없다. 오직 세월의 흐름만이 있을 뿐이다.

살면서 너무 어렵고 힘들 땐, 세월의 흐름 속에 자신을 맡겨보라.
자연의 시간 속에서 살아보라. 그리하면 속 시원히 다 해결될 것이다.

Chapter 20

생활 속의 실천

세상을 살면서 밀려오는 모든 재난을 미연에 방지하고 슬기롭게 극복하면서 즐겁고 밝게 살아가는 길은 많다.

우리 일상생활 속에서도 아주 평범하지만 반드시 실천하면 좋을 것들이 있다.

첫째, 화를 내지 않는 일이다.
화재(불)는 무섭고 두렵다. 화를 내는 것은 더욱 무섭고 두렵다. 왜냐하면 그동안 쌓아놓은 모든 공덕을 일시에 태워버리기 때문이다.
사람이 자주 화를 자주 내거나, 오래도록 화가 나 있으면, 선한 공덕의 종자가 죽고 사랑이 메마른다. 그렇게 되면 불행과 고통이 뒤따르기 때문에, 참는 미덕을 발휘하고 인욕 수행의 인격을 쌓아가야 한다.

둘째, 뽐내지 않는 일이다.
사람이 교만하거나 뽐내기를 좋아하면 적이 많아지고 고독해지며, 일을 그르치기가 쉽다. 때문에 항상 겸손을 생명으로 하여 상극의 인연을 만들어 가지 않도록 주의해야 한다. 미움의 눈총을 받지 말아야 한다.

셋째, 서두르지 않는 일이다.
뭐든지 조급하게 서두르면 질서(법)를 무시하게 되고, 혼란을 초래하게 된다. 사람이 이성을 잃고 일의 순서를 알지 못하면 미치광이로 취급 받게 되며, 철이 없다고 비난을 받게 된다. 때문에 차분한 마음으로 인간 본연의 자세를 잃지 않도록 해야 하며, 일을 그르치고 양심을 저버리는 일이 없도록 해야 한다.

넷째, 자포자기하지 않는 일이다.
희망이 끊어지면 의욕이 없어지고, 마음이 점점 죽게 되어 마침내는 삶을 포기하는 지경에 이르기도 한다. 때문에 항상 희망과 용기를 잃지 않도록 최선의 노력을 다해야 하며, 기본적으로 생명을 끊고 삶을 포기하는 일이 없도록 해야 한다.
불생불멸의 진리와 영생을 생각하며 살아가는 지혜가 필요하다.

다섯째, 불의에 물들지 않고, 죄악에 빠지지 않는 일이다.

악에 물들고 불의에 빠지게 되면 자신도 모르게 악독해지며, 패배의식이 싹트게 된다. 때문에 정의는 죽기로써 취하고, 불의는 죽기로써 피하는 노력이 절실히 요구된다.

우리가 만일 불의에 지고, 죄악에 물들어 남을 해하고자 하는 마음이 생겨나게 되면, 타락의 길을 걷게 되고, 감사하는 마음이 죽어 불행과 가난의 문으로 다가가게 된다. 그리하면 강급과 실패와 원망의 생활이 지속되게 된다.
지금 우리에게는 더 밝고, 더 아름다운 삶을 위한 노력이 절실히 필요하다.

지금 이 순간에 빛나는 영혼으로 살아 숨쉬고 있어야 한다.

Chapter 21

마지막에 입는 옷

사람이 마지막에 입고 가는 옷을 수의라고 한다. 그런데 수의를 유심히 살펴보면, 막 태어난 아기들이 입는 배냇저고리와 비슷하다.

수의의 특징을 한 번 살펴보자.

첫째, 수의에는 주머니가 하나도 없다.
수의에 주머니가 없는 이유는 죽음의 길을 가는 나그네에게는 아무것도 필요하지 않기 때문이다.
그렇다면 마지막 가는 길에는 무엇을 가져가야 할까?
청정일념이요, 서원일념이다. 깨끗한 영혼으로 가야하고, 가장 좋은 씨앗들을 가져가야 한다.

둘째, 단추나 터진 구멍이 하나도 없고, 모두 끈으로 매도록 되어 있다.
왜 그럴까? 방심하지 말고, 해찰하지 말고, 함정에 빠지지 말고, 미련 없이 잘 갔다가 오라는 의미이다.

셋째, 수의에는 쇠붙이를 일체 쓰지 않는다.
왜 그럴까? 가는 길이 무거울까봐 그러는 것일까?
관에도 일체 못을 쓰지 않는데, 이것은 가장 순수하게 차려 입고 가라는 것이다. 어떤 꾸밈이나 단장도 하지 않는 것이 가장 아름다운 것임을 보여주는 것이다.

넷째, 신체부위를 모두 감쌀 수 있도록 되어 있다.
왜 그럴까? 지난 세상에 사용했던 재색명리와 친근 권속 모두에 대한 미련을 갖지 않게 하기 위한 배려일 것이다.

수의를 입고, 아무도 볼 수 없는 상태에서 관속으로 들어갈 때는 혼자서 간다. 이때 가족들과는 영원한 이별을 고해야만 한다. 산자와는 함께 갈 수 없는 길이기 때문이다.
그리고 결국 어디로 가는가? 땅 속으로, 한 줌의 흙으로 되돌아간다. 자연으로 회귀하는 것이다.
수의는 고향에 가는 사람처럼 깨끗한 옷을 입고, 깨끗한 영혼으로 미련 없이 갔다 오라는 산자들의 배려이다.

Chapter 22

왕 거지 왕 백수

인간은 누구나 다 빈손으로 왔다가 빈손으로 간다.
그래서 인간은 태생부터가 왕 거지 왕 백수이다.
공기도 얻어먹고, 물도 얻어먹고, 밥도 얻어먹고, 옷도 얻어 입고, 모두 다 얻어서 산다.

왕으로, 왕자로, 공주로 살지 말라. 선생님으로 대접받지 말라.
거지는 남들이 죽일 놈 살릴 놈 하며 욕하고 흉보고 무시해도 아무렇지 않게 생각한다. 그러나 왕은 남이 욕하고 흉보고 무시하고 비난하면 노발대발하며 분노하고, 심하면 죽이기까지 하지 않는가.

그냥 왕 거지 왕 백수로 얻어서 살아가는 것에 감사하며 살아간다면 미움도 원망도 없을 것이다. 근심과 걱정이 사라질 것이다.
왕 거지 왕 백수가 되면 얼마나 좋은가.
가진 것 없으니 지킬 것도 없고, 지켜야 할 자리가 없으니 신간이 편안해서 참 행복을 누린다.

돈과 지식과 권리를 가진 자들은 그것을 지키고 누리기 위해 모두를 경쟁자로 보고 항상 불안해한다. 더 큰 욕심으로 세상을 본다.
그러나 왕 거지 왕 백수는 가장 낮은 자리에서 항상 가난하게 살아가므로 적도, 경쟁자도 없다. 오직 조금 불편할 뿐이다.

Chapter 23

오직 당당함으로 살아라

우리는 참 道와 참 사랑을 가슴이 사무치도록 추구하지만, 간혹 하찮은 욕심과 시시한 유혹, 이유 없는 혈기 때문에 도와 사랑을 변질시키며, 때로는 변절하기도 한다.

도인(道人)이 타락을 하면 망나니가 되듯이, 자유와 평화의 깃발이 변질되면 폭력이 된다.
정의의 목소리도 변질이 되면 총칼이 된다. 사랑의 속삭임도 변질되면 원수가 된다.
향내 나는 아름다움도 변질되면 악취가 난다.

어떠한 아픔일지라도, 어떠한 어려움일지라도 몸부림치며 견뎌내라. 오히려 감사하며 앞으로 나아가라. 오직 당당함으로, 오직 떳떳함으로, 참 道를 잘 닦아가라. 참 사랑을 잘 실천해 가라.

내 입안에 있는 혀도 실수로 깨문다.
어찌 사람이 실수가 없고, 얼굴 붉히는 일이 없고, 싸우지 않겠는가?

사람의 잘못과 실수와 싸움은 나쁜 것이 아니며, 허물도 아니다. 그저 방심이요 무심일 뿐이다.
오히려 더 조심하고, 더 주의하며, 더 잘 살라는 깨우침일 뿐이다.
깨달음의 눈으로 세상을 보면, 이 세상은 온통 부처의 세상이다.

Chapter 24

매일매일을 새롭게 살아라

일 년 내내 좋은 날만을 기대하지 말라.
매일매일이 행복하기를 꿈꾸지도 말라.

일 년 내내 맑기만 하고, 일 년 내내 좋은 날씨만 계속된다면 그곳은 사막이다.
일 년 내내 해만 떠 있고, 일 년 내내 바람만 불고, 비만 오고, 눈만 온다면, 그곳은 죽음의 세상이다.

일 년 동안 봄도 오고, 여름도 오고, 가을도 오고, 겨울도 와야 정말로 아름다운 금수강산이 된다.

바람도 불고, 비도 오고, 눈도 서리도 이슬도 오면서 세상 만물이 서로 함께 살아가야 참으로 살기 좋은 세상이 된다.
꽃도 피고, 열매도 맺히고, 새도 울고, 살기도 하고 죽기도 하면서 울고 웃으며 아옹다옹 살아갈 수 있어야 그곳이 참 세상이다.

어찌 인생살이에 있어 기쁘고 좋은 날만 있겠는가.
아마도 일 년 내내 좋은 날만 있기를 바라고 기대하는 사람은 사막을 꿈꾸는 사람이거나 불행을 꿈꾸는 사람이다.

날마다 새롭고, 매일매일이 기쁘고, 그때그때 열심히 정성을 다해 살다보면 성공이 찾아올 것이다. 행복을 느끼게 될 것이다. 보람을 느끼게 될 것이다.

Chapter 25

순리대로 살아가자

인생에 있어서 큰 기대를 하지 말자.
애써 내일을 생각하지도 말고, 헛꿈도 꾸지 말고, 실행할 수 없는 계획도 세우지 말자.
그저 세월의 흐름을 따라서 순리대로 살아가자.
세월을 따라, 자연을 따라, 순리를 따라서 밤과 낮과 하나 되어 살아가자.

무엇이 나이고, 무엇이 옳은지도 굳이 생각하지 말자. 그저 느끼며, 그저 되어가는 대로 자연스럽게 살아가자.

지금까지 아무 생각 없이 얻어먹고, 신세지고 살아왔던 그 모든 것들을 이젠 모두 다 토해 내고 갚아야 하리라.

이유 없이 다 주고, 아까워 말고 더 주고, 있는 것, 없는 것

모두 다 토해내고 모두 다 내어놓고 살아가자. 모든 걸 다 포기하고, 다 주고, 다 버리자. 그리고 가장 낮은 자리에 머물며 말없이 조용히 살아가자.

모든 삶을 하늘의 뜻에 따라 순리대로 살아가자.
나의 중심 마음에 맞게 살고, 道에 맞게 살고, 자연과 우주에 맞게 살자.

매사가 하늘 뜻에 적중(的中) 하고서야 내가 있고, 도가 있고, 참 나가 있으리라.
어디에도 묶이지 말고, 누구에게도 매이지 말고, 무엇이든지 자유롭게 하자.
더 순수하고, 더 맑고, 더 바르고, 더 지혜롭고, 더 자비롭게 빛을 내자. 나 자신을 가다듬자.

오만과 허구와 자만심으로 참 道를 알 수 있을까?
욕심과 성냄과 어리석음으로 참 道와 친할 수 있을까?

이제 道를 닦는 것이 사는 것이 되게 하고, 사는 것이 道가 되게 하라.
道와 사는 것은 둘이 아니요, 道가 사는 것이 되고, 사는 것이 道가 되게 하여 하나로 살라. 함께 살라.
하나이면서 둘로 살고, 둘이면서 하나로 살라.

Chapter 26

그냥 그대로 살자

그동안 그토록 찾아 헤매던 道가 숨 속에 숨어 있었다.
그토록 원하던 깨달음도 우리의 숨 속에 진주처럼 묻혀 있었다.

더 큰 지혜로 나타나기 위해, 더 큰 道가 되기 위해, 더 밝은 빛을 비추기 위해, 그토록 갈망하던 도통(道通) 역시 우리의 밝은 마음과 하나 되어 함께 하고 있었다.

모든 희망과 꿈이 충실한 우리의 삶 속에서 함께 노래하며 살고 있었다.

언제나 더 큰 힘이 되어 주기 위해, 더 큰 기쁨을 주기 위해, 하나님도 부처님도 우리의 숨 속에 항상 계셨다.

이제 우리의 모든 것을 사랑하는 마음으로, 하늘로 살고, 우주로 살고, 자연으로 살고, 그냥 지금 현재만을 위해 숨 쉬며 살자. 서로를 사랑하며 살자. 그냥 그대로 함께 숨 쉬며 살자.

Chapter 27

무너져가는 사람들

요즘 사람들을 보면, 마치 죽을 준비를 하고 죽음의 전쟁터로 나가는 듯이 살고 있다는 것이 느껴진다. 막 살아가고 있다는 생각이 든다.

요즘 사람들은 죽으려고 환장한 듯해서 매우 무섭고 겁이 난다.
화낼 준비를 단단히 하고 사는 사람들 같아 항상 불안하다.

요즘 사람들이 먹는 것을 보면, 독약인지 보약인지 도저히 분간이 가지 않으며, 말하는 것을 들으면 도무지 거짓말인지 참말인지 분간이 안 간다.

요즘 사람들은 남을 못 잡아먹어서 안달이 난 것처럼 보이며, 남을 속이지 못해 환장을 한 듯 보인다. 모두 다 제 정신이 아닌 듯하다. 무지하고 막지하게 사는 듯이 보인다.

왜 그렇게 된 것일까?

사람은 누구나 다 자연의 섭리 속에서 우주의 중심이 되어 세상의 축복 속에 태어난다.
그런데 살다보면 자연이나 우주, 진리에 대한 감각이 마비되어 초심을 잃고 만다.

갓 태어났을 때에는 너무도 순수하여 하늘도 알고, 땅도 알고, 우주도 알고, 자연도 알고 있었으며, 한 기운으로 함께 호흡하며 살았다. 하지만 세상의 온갖 악에 오염되어 자연에 대한 고마움을 잃어버리고, 짜증과 원망이 가득한 심정으로 힘들게 살아간다.
그리고는 기어이 생활의 노예로, 돈의 노예로, 물질의 노예로, 제도의 노예로, 마치 기계처럼 사는 모습은 슬픔과 안타까움을 자아낸다.

Chapter 28

아름다운 인생

빗방울 하나하나가 모이고 모여서 바다를 이루듯, 좋은 생각들이 하나, 둘 쌓이고 쌓여서 아름다운 사람을 만든다.
좋은 습관 하나하나가 모이고 모여서 아름다운 인격을 형성한다.

바르게 보고, 바르게 생각하면, 올바르게 잘 사는 것이 아름다운 人生이다.

순간순간을 부처와 살면, 부처가 된다. 순간순간에 산소(공기)의 고마움을 알면, 道가 보인다.
순간순간이 행복하다면, 아름다운 인생이 된다.

Chapter 29

언제나 새롭게 시작하라

언제나 새롭게, 희망으로 시작하라. 매일매일이 언제나 새로운 시작이다.
아침은 날마다 새로운 시작이다. 언제나 새로운 희망이 있다.
항상 우리 모두를 위한 희망의 아침이 밝아온다.

매일매일이 언제나 새로운 시작이니, 오늘도 우리의 영혼을 아름답게 가꾸어 가자.
희망으로 하루를 살면 영혼이 빛난다. 행복이 찾아온다.
새 마음, 새 몸, 새 생활로 하루를 살면 세상이 밝아진다. 평화가 깃든다.

우리는 한 가족이요, 정다운 길동무이다.
믿음과 소망을 함께하는 이웃으로 오순도순 정답게 웃으며 살자.
봄바람이 겨울을 녹여주듯이, 아침 해가 어두운 밤을 몰아내듯이 희망찬 새 출발로 우리의 큰 원을 이뤄 나가자.

우리는 한 가족이며, 다정한 이웃이다.
기쁨도 행복도 함께 나누며, 밝아오는 내일을 함께 꿈꾸며 살자.

진실이 거짓을 녹여 주듯이, 밝음이 어둠을 씻어 주듯이 감사한 마음으로 영혼을 닦자.
빛나는 영혼으로 하루를 살자. 빛나는 영혼으로 살아가자.

Chapter 30

하루를 일생처럼

옛날에 해가 지는 저녁이면 다리를 뻗고 대성통곡을 하는 스님이 있었는데, 그 이유는 공부에 성과도 없이 또 하루가 가버렸기 때문이라고 한다.
짧은 인생에 비해 성불(成佛, 得道)의 길은 멀고, 아득함에서 오는 슬픔을 표현한 것이리라.
하루를 살되, 그냥 막 살 것이 아니라, 무엇인가를 위해 값지게 살아야 한다.

이제 하루를 어떤 자세로 살아야 하는지 한 번 살펴보자.

첫째, 과연 오늘 하루, 내가 바라는 만큼의 삶을 살았는지 반성해 보아야 한다.
하루를 살면서 하루라고 하는 24시간을 다 쓰고 그냥 지나쳐 버릴 것이 아니라, 다시 한 번 꼼꼼히 점검해 보아야 한다는 것이다.
밑이 단단해야 물이 고인다. 하루하루 삶의 매듭을 단단히 지어야 일생으로 이어진다.

둘째, 오늘 하루 동안 내가 걸어온 길이 과연 옳고 떳떳하고 바른 길이었는가를 반성해 보자.
길이 아니면 가지를 말고, 도가 아니면 말하지 말고, 법이 아니면 행하지 말아야 한다.
늘 바르고 떳떳한 길로만 가고 있는가를 반성하며 살아야 한다. 살다보면 어느 순간 자신도 모르게 길이 아닌 곳에서 방황하는 자신을 보게 된다. 그럴 때마다 바른 길로 다시 가기 위한 노력을 끊임없이 해야 한다.

셋째, 오늘 하루 동안의 삶이 과연 앞으로 이 세상에 복으로 싹틀 것인가, 아니면 죄악으로 싹틀 것인가를 늘 염두에 두고 살아가야 한다.
하루를 살면서 복이 얼마이고, 죄가 얼마인가를 깊이 생각하면서 살아야 부실한 인생이 되지 않는다.

하루하루의 삶을 충실하게 하고, 하루하루의 삶을 복되게 하고, 하루하루의 삶이 영생의 복락으로 이어질 수 있도록 해야 한다.
오늘 하루는 그냥 하루가 아니라, 일주일의 하루이고, 한 달의 하루이고, 일 년의 하루이며, 일생의 하루이고, 영생의 하루가 되도록 해야 한다.

오늘 하루가 없는 미래의 꿈은 부실하고 허망하다. 오늘 하루가 없는 미래의 희망은 그냥 꿈이요, 희망사항일 뿐이다.

Chapter 31

현명한 사람

요즘 시대에 참으로 현명한 사람이 있다면, 그는 자기보다 나이가 많은 사람을 만났을 때, 자신보다 더 좋은 일을 많이 했을 것이라는 생각으로 그를 존경할 줄 아는 사람이다. 자신보다 젊은 사람을 만났을 때에는 그가 자기보다 죄를 적게 지었을 것이라 생각하여 그를 존경하는 사람이다.

남들이 자기보다 부자로 사는 것을 보면 자기보다 더 열심히 살고, 좋은 일을 더 많이 했을 것이라 생각하여 상대에게 존경심을 표한다면, 그는 참으로 현명한 사람이다.

자신보다 더 가난한 사람을 보았을 때, 자기보다 더 괴로운 일이 많았을 거라는 생각으로 상대에게 가까이 다가가서 위로해줄 수 있는 사람은 참으로 현명한 사람이다.

자신보다 더 현명한 사람을 만났을 때, 그가 자신보다 더 지혜롭다고 생각하여 그를 스승으로 생각하고 경의를 표할 줄 아는 사람은 참으로 현명한 사람이다.

부족한 것이 많은 현재를 행복하다고 여기는 사람은 현명한 사람이다. 왜냐하면 그는 부족한 것을 채워가는 행복을 알기 때문이다.

작은 것이 아름답다고 하는 사람은 현명한 사람이다. 왜냐하면 그는 아주 작은 것에서 아름다움을 보는 눈을 가졌기 때문이다.

티끌을 모아서 태산을 만들려는 사람은 현명한 사람이다. 왜냐하면 그는 아주 작은 티끌이라도 모으고 모으면, 언젠가는 태산이 되리라는 믿음을 가졌기 때문이다.

이 세상의 참으로 현명한 사람들은 남을 비방하지도, 남과 비교하지도, 남을 업신여기지도 않는다.

오직 상대방의 입장에 서서 상대방을 잘 이해하려고 노력하며, 상대방과 하나 되어 세상을 함께 본다.

Chapter 32

현재만이 내 것이다

현대는 어떤 분야에서 일하며 살아가든지 세계 최고의 수준으로 끌어 올려야 살아갈 수 있는 세상이다.
이제는 지구가 한 마을이기 때문에, 서로를 한 가족처럼 여기며 한 삶을 살아가야 한다.
이제는 세계 최고의 인격, 최고의 기술, 최고의 능력을 갖추어야 살아갈 수 있다.

이제는 최고의 경전이나 이론을 찾지 않는다. 진법(眞法)으로 살고, 정도(正道)로 살고, 중도(中道)를 잘 실천하는 참사람을 찾는다.

자기관리를 철저히 잘해야 살아갈 수 있다. 그 사람 못 쓰겠다 하면 세상도 함께 버린다.
그 회사물건 못 쓰겠더라 하면 그 회사는 망한다.

하늘은 스스로를 책임지는 사람을 돕는다. 스스로를 속이고, 스스로를 구박하고, 스스로를 못 쓰게 만들면, 그 어느 누구도 구원할 수 없다.
스스로를 바르게 잘 이끌어 갈 수 있어야 세상에 당당히 잘 설 수 있다.

남의 것을 모방하거나, 남에게 보여주기 위한 삶을 살거나, 남과 자주 비교하면서 자신을 속박하거나 하면, 희망과 향상과 발전이 사라진다.

모든 것을 내 안에서 찾고, 나 스스로 내 길을 잘 갈 수 있게 해야 한다.
나 스스로가 이 지구상에서 가장 확실하게 뿌리내리고 살 수 있게 해야 한다.

일체의 모든 관계를 상생으로, 감사로, 은혜로, 진급(진화)의 향상 관계로 맺어가야 한다.
이 세상에 존재하는 태양, 물, 공기, 나무, 동물, 사람 등 모든 것과 잘 조화롭게 공존해가야 한다.
이 세상에 어느 한 물건도 필요치 않는 것이 없다. 모두가 다 어디엔가 꼭 필요하기 때문에 존재하는 것이다.

매일매일 우리의 마음이 새롭고, 매일매일 우리의 마음이 항상 깨끗하고 밝아야 행복하다.

순간순간을 참 마음으로 바르게 살아야 한다.
사람이 만일 온 세상을 다 얻는다 하더라도, 그의 영혼이 상하거나 병들거나 상처를 받는다면, 그 무엇에 쓸 것인가?

순간순간을 바르게 잘 살고 보면, 원하는 대로 모든 소원이 다 이루어지는 동시에 자타(自他)가 두루 만족해하리라.

과거에 너무 집착하지 말고, 미래의 꿈에 너무 들뜨지 말라.
오직 지금 현재만이 내 것이다.
지금 하는 일에 충실하고 최선을 다하라. 그리하면 과거와 현재와 미래가 다 아름다울 것이다.

Chapter 33

속이 편안하면 평화가 깃든다

세상엔 좋은 말씀들이 참으로 많다. 우리에게 꼭 필요한 말씀들도 많다. 실천하면 유익이 될 말씀들도 많다.
우리는 지금, 좋은 말씀들의 홍수 속에서 살아가고 있다.
그런데 왜, 좋은 말씀대로 살고 있는 사람은 드문 것일까?
왜 좋은 세상이 되지 않는 것일까?

말씀대로 사는 사람들이 많지 않기 때문이다. 속으로 묵묵히 道를 실천하면서 말씀대로 사는 사람들은 말을 많이 하지 않는다. 속을 잘 치장하는 사람들은 말할 필요를 못 느끼며, 속이 찬 사람들은 알아 달라고 허세를 부리지 않는다.

요즘, 현묘한 진리의 말씀들이 범람하고 있다. 내놓으라 하는 도통군자들도 넘치고 있으며, 내가 미륵불이요 재림예수라며 진짜를 사칭하는 가짜 도인들도 판을 치고 있다.

지금은 가짜가 진짜처럼 행세하며 살아도 잘 속아 넘어가는 세상이다.

참 道는 말이나 문자로 표현하면 죽는다. 참 도인은 말이나 글로 보여주지 않는다. 온 몸으로 체득하고, 생활로써 道를 나툴 뿐이다.
수억 만 개의 세포 하나하나에 道가 살아있게 해야 한다. 진짜라면, 안으로 채워서 속을 치장할 줄 알아야 한다. 속이 진짜여야 겉도 진짜이기 때문이다.
참 道는 몸으로 체득하고 생활로 나투어야 한다. 그래야 참 도인이요 진짜가 될 수 있기 때문이다.

속보다 겉을 치장한다는 것은 인격이 죽기 시작했다는 것을 의미한다.
道를 닦고 구하되, 속으로 조용히 진실한 실천으로 보여 주어야 한다.

겉만 잘 보이려고 힘쓰면, 속은 메말라 죽게 된다. 겉만 신경 쓰면 속은 검게 타 들어간다. 겉이 속보다 아름다우면 속은 보잘 것 없고 부실해지는 법이다.

겉치레보다 실속을 차리고 살면 편안하다. 속이 편안하면 겉으로도 평화가 온다. 속 편하게 살면, 겉에도 행복이 깃들게 된다.

뭐든지 억지로 하게 되면, 힘들고 짜증이 난다. 겉을 먼저 신경 쓰고 치장하면 속이 뒤틀리는 법이다.
속을 먼저 편안하게 하면 힘들지 않고 기쁘게 살 수 있다.
그냥 막 살지 말고, 실속 있게 사는 것에 힘써라.
겉 다르고 속 다르게 살지 말고, 속이 꽉 차서 겉으로 행복이 흘러넘치게 살아라. 그래야 진짜요, 참 사람이 되기 때문이다.

비단결같이 아름다운 속마음이 훤히 보이도록 실속 있게 살아라. 그래야 존경받는 도인이 될 수 있다.

Chapter 34

福을 잘 지어야 복을 받는다

스스로 마음이 우러나 지은 복은 가만히 있어도 찾아오고, 남이 시켜서 지은 복은 내가 달라고 해야 받게 되며, 억지로 지은 복은 사정사정해야 복을 받게 된다고 한다.

그래서 성현의 말씀에 왼손이 한 일을 오른손이 모르게 하라 하셨고, 무상으로 아무 바람 없이 기쁜 마음으로 보시를 하라고 한 것이다.

삶을 살되 마지못해 억지로 끌려 다니듯 살면 안 된다. 자발적이고 의욕적인 자세로 삶에 임할 때만이 즐거워지고 행복하게 된다.

돈은 땀 냄새를 맡고 모여들고, 성공은 정성 속에 움트게 되며, 보람과 기쁨은 스스로 하고 싶어서 할 때 저절로 찾아오는 것이다.

삶을 살되 살맛나게 살고, 돈을 벌되 땀 흘려 벌고, 복을 짓되 상(相)없이 짓고, 덕을 베풀되 후하게 베풀라. 항상 넉넉하고 여유 있게 살도록 하라.

그래야 행복해지고, 오래도록 복덕(福德)을 누릴 수 있다.

Chapter 35

걸레가 되는 삶

걸레는 더러운 때를 자기가 차지하고 깨끗함을 사람에게 돌려줄 줄 안다.

세상의 온갖 더러움을 자기가 차지하고, 자비와 사랑을 세상에 돌려주는 그런 사람이 훌륭한 사람이다.

좋은 것을 혼자 다 차지하지 않고, 남과 나누어 가질 줄 알아야 한다.

좋은 것을 혼자 독차지하지 않고, 남과 함께 나누어 쓸 줄 알아야 한다.

맛있는 것이 있으면 이웃과 나누어 먹는 그런 사람들이 많아야 한다.

항상 道를 즐기며, 道와 더불어 먹고 자고 생활하는 사람들이 많아야 한다.

道는 닦으면 닦을수록 빛이 나고, 쓰면 쓸수록 맛이 나며, 함께하면 할수록 행복해진다.

모두가 도를 닦아서 세상도 함께 빛이 나고 아름다워지는 그런 세상이 빨리 와야 한다.

Chapter 36

화는 독이다

사람이 몹시 화가 났을 때에는 입안에서 단내가 나고, 침이 쓰다. 왜 그럴까?
우리의 몸에서 독성이 뿜어져 나오기 때문이다. 이 독성은 우리의 피를 죽게 하고, 나쁜 세포를 만들며, 나쁜 생각을 낳는다고 한다.

어머니가 아기를 가졌을 때, 자주 화를 내거나 원망하는 마음을 품으면, 뱃속의 아이가 끈기가 없고, 인내력이 부족하며, 태아의 피가 병들기 시작한다고 한다.

사람이 화가 났을 때, 그 숨(입안에서 나오는 공기)을 받아 급속 냉각시켜 봤더니 노란색을 띠었고, 그것을 흰쥐에게 소량 투여했더니 흰쥐가 즉사했다고 한다.

화가 난 사람의 숨을 한 시간 가량 모아 농축시킨 독성 물질은 80여 명을 죽일 수 있는 독약이 된다고 한다.

사람이 화를 자주 내고, 화를 품고 사는 것은 참으로 위험한 일이다.
그래서 우리가 말을 할 때에는 언제나 마음을 편안하게 안정시킨 뒤에 말 같은 말을 하고, 참 말만을 하고, 법 있는 말을 하고, 덕이 있는 말을 하고, 교훈적인 말을 하고, 깨달음의 말을 할 줄 알아야 한다.

말이 그냥 말이 아닌 법문이 되게 하고, 말씀이 되게 해야 한다.

화를 내는 말이나 미워하는 말, 욕설이 담긴 말은 삼가도록 해야 한다.

사람이 자주 화를 내고, 악한 말을 많이 하면 자신도 죽고, 타인도 함께 죽게 됨을 명심해야 한다.

Chapter 37

행복하게 사는 법

알고 보면 사랑하기보다 미워하기가 더 어렵다.
왜냐하면 사랑을 하면 우리의 마음속에 행복과 평화가 찾아오지만, 미워하고 원망을 하면 우리의 몸과 마음이 상처를 입고 고통을 받기 때문이다.

이 세상에 고통을 좋아하고, 미움을 사랑하는 사람은 없다.
사랑하는 것은 습관들이기는 어려워도 한번 습관화하면 늘 행복할 수 있다.
미움을 습관화하는 것은 쉬운 일이다. 하지만 그것을 고치는 일은 매우 어렵다.
좋은 습관과 사랑이 행복이요 평화다.

사람이 살다보면 은인(恩人)도 만나고 원수도 만난다.
그런데 은인과 원수는 멀리서 비롯되는 것이 아니라, 아주 가까운 사이에서부터 맺어진다.

부부 간에, 부모자식 간에, 형제 친척 간에, 친구나 이웃 간에 맺어진 인연들이 세세생생(世世生生) 거래(去來)하면서 서로에게 은혜로, 혹은 해독(害毒)이 되어 살아온 결과가 은인과 원수로 나타난다.

사람은 사람과 산다. 영원히 함께 살아간다. 때문에 은인이든 원수든 언젠가는 만난다.
누구든 반가운 얼굴로 만나고, 언제나 웃으며 만나고, 싫은 사람이 없도록 살면 참으로 좋은 일이다. 참으로 행복한 일이다.

Chapter 38

일은 노동이 아니다

매일매일 무엇을 하며 사는지도 모른 채, 일을 해도 언제나 그 자리이고, 해도 하는 것 같지가 않고, 일을 많이 해도 일한 흔적이 없으면 어떻게 해야 할 것인가.

되는 일도 없고, 그렇다고 되지 않는 일도 없고, 이러쿵저러쿵 말은 많아지고, 비난과 조롱의 소리는 커져만 가고, 칭찬과 격려의 말은 들을 수가 없을 때는 어떻게 해야만 하는가.

되는 건지 안 되는 건지 종잡을 수가 없고, 잘못하고 있는 것인지조차 알 수가 없을 때는 어떻게 할 것인가.

할 수도, 그만 둘 수도, 계속할 수도 없고, 그렇다고 무슨 재미가 있는 것도 아니고, 몸과 마음이 천근만근 무겁기만 할 때는 어떻게 할 것인가.

목숨이 붙어 있는 그 순간까지 미련 없이 여한 없이 오직 밝은 빛만을 향해, 그냥 아름다운 참 모습만을 바라보며 뚜벅뚜벅 걸어갈 뿐 별다른 도리가 없지 않은가.
하늘을 보며 오직 해와 달을 따라 살아갈 뿐 그 무엇을 바라며, 그 무엇을 구할 것인가.

일은 항상 스스로 찾아서 하고, 남보다 앞서서 하고, 열과 성의를 다해서 하고, 기쁨을 가지고 하고, 자신감을 갖고 해야 한다. 또한 계획을 잘 세워서 하고, 결실을 잘 맺을 수 있도록 언제나 준비를 철저히 해야 한다.

일이란 섬길 사(事)자를 쓰는 것과 같이 우리의 삶에 있어 섬겨야 할 대상이다.
섬김의 마음으로 모든 일을 할 수 있어야 우리의 인생이 아름답게 된다.

일은 그냥 일이 아니며, 노동도 아니다. 아주 신성(神聖)한 섬김의 행위이다.
우리에게 주어진 모든 일들을 섬김의 자세로 임하면, 일이 인생이 되고, 일로 인하여 인생이 아름답게 된다.

Chapter 39

함께 살아가는 법

내가 너를 위해 동전 한 닢을 준다고 해서 너를 돕고 있다고 어떻게 말할 수 있으랴.
그냥 함께 살아가고 있을 뿐이다.

내가 너의 손발이 되어 도움을 준다고 해서 너를 사랑한다고 어찌 말할 수 있으랴.
그냥 함께 살아갈 뿐이다.

내가 사람으로 태어나 늙고 병들고 죽는다고 해서 인생이 온통 고해(苦海)라고 어찌 말할 수 있으랴.
그저 고통과 함께 고통을 사랑하며 살아갈 뿐이다.
인생이 괴롭다고 너무 슬퍼하지 말고, 즐겁다고 너무 기뻐하지 말자.

낙(樂)으로 변(変)할 고(苦)는 참으로 좋은 고(苦)요, 고(苦)로 변할 락은 참으로 그른 낙이다.
그른 苦는 오지 않도록 하고, 좋은 苦는 즐겁게 사랑해야 한다. 오직 정당한 고와 락으로 즐겁게 살아가야 한다.

옳은 것은 좋고 그른 것은 싫으나, 옳은 것은 더 아름답고 그른 것은 좀 미울 뿐, 그 어느 편도 아니다.

아름다운 것은 더 가깝게 느껴지고, 더러운 것은 멀게 느껴지나, 아름다운 것은 오래도록 머물게 하고 싶고, 더러운 것은 더 빨리 떠나보내고 싶을 뿐이다.

잘하면 좋고, 잘못해도 괜찮다. 그러나 잘하면 더 좋고, 잘못하면 조금 싫어질 뿐이다.
좋고 나쁨도 없고, 옳고 그름도 없고, 잘하고 잘못함도 없고, 아름다운 것도 더러운 것도 없다.
오직 밝음과 참만을 사랑할 뿐이다.

Chapter 40

진실의 힘

자기 자신이 진짜이고 진실하다면, 남과 비교하는 일이 없을 것이다.
남이 알아주기를 바라지도 않을 것이다.

진실로 진짜라면 진짜라 내세울 것도 없고, 그렇다고 진짜가 아니라고 부정할 것도 없으며, 체면도 체통도 자존심도 별로 중요하지가 않다.

내가 진짜인 이상 무식하다고 해도 진짜요, 못났다고 해도 진짜요, 가난하다고 해도 진짜다.
남들이 도둑놈 사기꾼 해도 자기 자신이 진짜인 것을 알면, 그냥 지나칠 수 있어야 한다.
진실은 하늘도 없앨 수가 없으며, 영원하다. 영원히 빛난다.

Chapter 41

죽기를 각오하면 살 길이 열린다

사람이 살아가면서 죽기를 각오하고 열심히 사는 사람들에게는 살 길이 열리지만, 죽을까 봐 마음 졸이며, 전전긍긍하여 사는 사람들에게는 실패와 불행이 기다리고 있다.

죽었다가 다시 깨어나도 못하겠다고 하는 사람들에게는 희망이 보이지 않으나, 죽었다가 다시 깨어나도 또다시 하겠다고 하는 사람들에게는 희망이 보이고 살 길이 열린다.

죽기 살기로 열심히 사는 사람들에게는 살길이 열려 있으나, 죽기도 싫고 살기도 싫은 사람들에게는 죽을 길이 열려 있다.

죽기를 각오하고 열심히 살면 희망이 보인다. 살길이 열린다.

Chapter 42

실패가 성공이다

인생살이에 있어서 실패냐 성공이냐는 그다지 중요하지 않으며, 별 의미도 없다.
왜냐하면 실패에서도 깨달음이 있고, 반성이 있으며, 새로운 희망을 발견했다면 그것으로 성공한 삶이기 때문이다.

성공했어도 교만하거나 게으르거나 발전과 향상이 없다면 실패가 찾아온다.
실패했어도 실패의 원인을 찾아서 잘 고쳐 나간다면 성공이 찾아온다.

언제나 최선을 다하고, 꾸준히 정성을 다하고, 긍정적으로 열심히 노력하고, 기쁘게 잘 살면 인생은 아름답다. 실패도 아름답다.

밤과 낮을 합하여 하루라고 하듯이 성공과 실패를 합하여 인생이라 한다.
성공과 실패를 따라 인생은 아름답게 영글어 간다.

성공을 실패로 만들면 불행이 오고, 실패를 성공으로 만들면 행복이 찾아온다.

Chapter 43

나의 조물주는 나 자신이다

우리가 순간순간을 건강하게 살아 있으면, 우리 몸 안의 건강한 세포들이 살 길로 잘 인도해 준다.
살려는 의지와 살아남으려는 생명력이 스스로의 살 길을 잘 열어간다.
우리 몸 안에 살고 있는 건강한 세포들이 바른 길로 잘 인도해 준다는 것을 명심해야 한다.

너무 잘 살려고 성급해하거나, 지나치게 욕심을 부리거나, 이상과 꿈만을 위해 달려간다거나, 살려는 의지가 흔들린다거나, 살아남으려는 생명력이 약해진다면, 외부환경이나 외부의 힘에 의해 흔들리게 되고, 결국엔 생존에 위협을 받게 된다.

자기 자신을 스스로 잘 지키고 보호해야 하며, 그 누구도 자기 자신을 대신해 주거나 책임져 주지 않는다는 것을 알아야 한다.

자기 자신 외엔 그 어떤 것으로도 대신할 수가 없다.
우리 몸속 세포 하나하나의 생명력에 몸과 마음을 맡기고, 숨을 잘 쉬고, 잘 먹고, 잘 배출하고, 잘 자면 건강하게 살 수 있다.
뜻하는 모든 소원들이 원만히 잘 이루어진다. 행복이 찾아온다. 평화가 깃든다.

순간순간을 건강하게 잘 살아가는 것이 가장 아름다운 최고의 인생이 된다.

우주 안에서 자력(自力)으로, 자신의 의지로만 살아가야 함을 마음 깊이 깨달아야 한다.
그래야 세상과 함께 잘 살아갈 수가 있다.

결국 내가 없는 세상은 빈 껍질에 불과하다.
우리 몸속의 건강한 세포 생명체들은 우리 앞길에 행운(幸運)을 가져다주고, 우리의 건강과 행복을 지켜준다.
하지만 우리 몸속의 병든 세포 생명체들은 우리의 앞길에 재앙(災殃)을 불러오고, 오장육부와 몸을 병들게 하여 결국엔 고통과 불행을 안겨다 준다.

나의 조물주(造物主)는 나 자신이며, 나의 운명도 내 스스로 만들어가는 것이다.

나를 건강하게 하는 것도 나 자신이요, 나를 병들게 하는 것도 나 자신이며, 나를 행복하게 하는 것도, 나를 불행하게 하는 것도 나 자신임을 항상 명심해야 한다.

Chapter 44

남의 허물을 보지 말라

사람이 살면서 남의 허물이나 그름은 가급적 보지 말아야 하며, 혹 보더라도 마음에 담아 두지 말아야 한다.
남의 허물을 보고 흉볼 시간에 자신의 그름과 허물을 찾아 고치기에 힘쓰라.
살다 보면 자기 자신도 모르게 그름의 때가 끼고 어리석음이 자라난다. 때문에 자신의 그름과 허물을 찾고 고치기에 힘써야 한다.
또한 자신의 허물이나 과실의 책임을 남에게 떠넘기지 말아야 한다. 자신의 허물과 그름을 숨기고 살거나, 남의 과실이나 허물을 탓하다 보면, 자신의 허물과 그름은 결국 자기 자신을 더욱더 어리석게 만든다. 자기 자신을 바보로 만든다.
자신의 내면세계에서 하늘을 보고 부처를 보라. 남의 허물과 그름이 사라질 것이다.

Chapter 45

나만의 삶을 즐겨라

세상을 살아가면서 남이 사는 대로 살고, 이웃들이 하는 대로 따라서 하고, 세상이 흘러가는 대로 그냥 막 사는 경우가 많다.
그런데 막상 그렇게 살다 보면, 내가 누구인지, 지금 어디로 가고 있는지, 무엇을 하며 사는 것인지 제대로 모를 때가 많다.

나만의 삶을 선택하여 나만의 삶을 살 수 있어야 한다.
나만의 뚜렷한 목적과 목표가 있어야 한다.
나만의 특별한 삶을 지금 현재 살아가고 있어야 한다.

남들과 비교하며 살다보면 자신이 너무 초라해진다.
남에게 보여주기 위한 삶은 너무나 고달프다.
남이 알아주기를 바라지 말라.

남이 알아주든 몰라주든 자신의 목표를 향해 자신만의 삶을 열심히 살아라.

남의 말이나 떠도는 이야기에 귀를 귀울이지 말라.
모든 것을 내 안에서 찾고 구하라.
자기 자신을 사랑하고, 자신의 삶을 사랑하고, 자기의 꿈과 이상을 사랑할 줄 알면, 원하는 모든 소원을 이룰 것이다.
언제나 행복할 것이다. 삶의 보람을 찾을 것이다.

자신의 숨 속에서 하늘을 보고 우주의 숨결을 느껴라.
그리하면 자신의 숨 속에 원하는 모든 것들이 다 숨어 있음을 알 수 있을 것이다.

Chapter 46

실천이 실력이다

허술하게 이은 지붕에 비가 새듯이, 수양이 없는 마음에는 탐욕과 죄악의 손길이 뻗치기가 쉽다.

아무리 경전을 많이 읽고 외울지라도 이를 실천하지 않는 사람은 남의 소만 세고 있는 목동일 뿐이다.

실천이 뒤따르지 않는 사람의 말은 아무리 번드르르하게 꾸민다 할지라도 그 말을 믿을 수가 없다.

아무리 하찮은 말일지라도 몸으로 실천하고, 온몸으로 체득하라. 그리하면 세상 이치가 보일 것이다.

道를 깨치라. 道人이 될 것이다. 경험이 능력이요, 실천이 실력이다.

Chapter 47

희망은 행복의 씨앗이다

희망은 행복의 문을 열고, 절망은 불행의 문을 두드린다.
희망은 천국에 이르는 열쇠가 되지만, 절망은 지옥의 문을 여는 열쇠이다.
희망이 살아 있으면 살 길이 열리지만, 절망이 살아 숨 쉬면 죽음의 그림자가 드리워진다.

희망은 성공의 근본 뿌리지만, 절망은 실패의 집이 된다.
희망이 있으면 세상의 주인이 될 수 있지만, 절망 속에서는 아무것도 얻을 수가 없다.
희망과 친구가 되라. 기쁨을 줄 것이다. 절망과 친구가 되면 악마의 얼굴이 된다.
희망으로 하루하루를 잘 살면 일생이 행복하지만, 절망으로 실망 속에서 살게 되면 인생살이가 고달플 것이다.

희망은 새로운 꿈을 꾸게 하고 행복을 키우지만, 절망은 좌절과 시련을 낳아서 불행을 키운다.
희망은 우리 오장육부를 건강하게 보살피지만 절망은 우리 육신을 병들어 죽게 만든다.
희망은 건강과 행복과 평화를 가져다주지만, 절망은 우리에게 좌절과 고통과 불행을 안겨다 준다.
희망으로 희망차게 살면 희망이 커간다. 희망이 샘솟는다.
희망은 행복의 씨앗이다. 희망은 인생의 꽃이다.

제 5 장
태식호흡과 건강

Chapter 1

우리의 숨은 우주의 숨결이다

우리의 숨은 목숨이며, 목숨은 들숨과 날숨의 호흡(呼吸)을 말한다.
때문에 우리의 숨 속에는 우주의 숨결이 숨어 있고, 자연의 숨결도 숨어 있으며, 나무와 풀잎의 숨결도 숨어 있다.

우리의 숨은 공기요, 산소(O_2)이기 때문에, 우리 몸속에 산소가 없고, 숨(호흡)이 이어지지 않는다면, 죽은 목숨이 되고, 곧바로 썩게 되는 시체가 된다.

우리의 목숨인 산소는 누가 만드는 것일까?
우주가 만들고, 자연이 만들고, 나무와 풀잎들이 만들고, 해와 달과 별들이 만들고, 풍운우로상설이 만들고, 봄 여름 가을 겨울이 만들고, 밤과 낮이 만든다.

우리의 숨은, 우주도 알고 있고, 자연도 알고 있고, 진리와 道도 알고 있으며, 건강과 행복도 알고 있다.
인생에 있어서 맨 처음 숨결이 태어남이라면, 맨 마지막 숨결은 죽음이다.

숨은 우리의 목숨이요, 생명 그 자체이다.

숨의 주머니인 허파(폐)는 어머니 뱃속에서 맨 마지막에야 완성이 되고, 죽음의 맨 마지막 순간까지 일을 한다.

사람이 태어나고도 숨을 못 쉬면 죽고, 숨을 안 쉬면 죽은 사람이 된다.
숨은 우리 생명의 원천이요, 우리 목숨의 근원이다.

우리의 폐는 가장 건강할 때, 30평 정도가 된다고 한다.
그런데 우리는 폐의 평수가 점점 줄어드는 줄도 모르고, 집의 평수만을 늘리려고 하며, 돈을 쌓으려 하고, 명예와 권력을 높이기 위해 애를 쓴다. 참으로 슬프고, 참으로 불행한 일이 아닐 수 없다.

숨을 쉬지 않고는 살 수가 없고, 숨을 쉬지 않고는 한 순간도 목숨을 유지해 갈 수가 없다.
숨을 잘 쉬면 편안하고 행복하지만, 숨을 잘 쉬지 못 하면 불안하고 짜증이 난다.

우리의 숨 속엔 하늘의 숨결이 살아 있고, 우리 숨 속엔 참나의 생명이 숨 쉬고 있다.
숨 속엔 우리가 원하는 모든 것들이 다 숨어 있다.
숨은 나를 알고 있고, 하늘과 땅과 세상 만물을 모두 다 알고 있다.

이 세상 어느 누구도 숨을 쉬지 않고는 살 수가 없다. 숨을 못 쉬면 누구나 다 죽고 만다.
숨은 모든 일 가운데 최우선이요, 모든 시작 가운데 맨 처음이다.

숨은 목숨뿐만 아니라, 오장육부도 함께 살린다. 수억만 개의 세포 생명체 하나하나와 함께 숨 쉰다.
숨은 공기요 하늘이다. 숨은 공기를 만드는 식물이요 나무다.
숨은 세상만물의 어머니요 손길이다. 숨은 모든 것을 다 알고 있다.
숨은 모든 비밀들을 다 숨겨놓은 숨이다. 숨은 참으로 소중한 존재이다.
숨은 누구에게나 다 없어서는 안 될 아주 소중한 존재이다.

숨을 잘 쉬면 道가 보인다. 숨을 잘 쉬면 하늘이 보인다.
숨은 道를 알고 있다. 숨은 하늘도 알고 있다.
숨은 땅도 알고 있으며, 세상 만물을 모두 다 알고 있다.

숨은 참으로 미묘한 존재이다.
숨은 그냥 숨이 아니라, 하늘의 道를 숨겨 놓은 것이며, 참 나를 숨겨 놓은 것이고, 참 삶의 비밀을 숨겨 놓은 것이다.

숨은 道요, 하늘이요, 참 나요, 참 길이다.
숨 공부는 모든 공부의 으뜸이며, 참 공부이다.

숨 공부는 태어나는 순간부터 죽을 때까지 한 순간도 멈출 수가 없다.
왜냐하면 숨 공부를 멈추면 질병과 병마가 찾아오고, 道공부를 멈추면 불의와 죄악이 손짓하기 때문이다.

사람은 숨 공부와 道공부를 잘하면 잘할수록 영혼이 빛나고 아름답지만, 돈과 명예와 지식에 빠지면 빠질수록 그 영혼은 빛을 잃고 어둠속에서 헤매게 된다.

숨 공부와 마음공부는 둘이 아니다.
숨 공부를 잘하려면 마음공부를 잘해야 되고, 마음공부를 잘하려면 숨 공부가 밑받침이 되어야 한다.

숨을 잘 쉬어야 좋은 마음을 가질 수 있으며, 좋은 마음을 바르게 잘 쓰기 위해서는 숨을 잘 쉬어야 한다.

우리의 숨은 그냥 숨이 아니다. 우리의 귀중한 목숨이며 생명줄이다. 왜냐하면 우리가 숨을 멈추면 죽은 목숨이 되고, 생명줄이 끊어지기 때문이다.

숨은 道를 알고 있다. 숨 속에 道를 숨겨 놓았기 때문이다.

숨속엔 道뿐만이 아니라, 하늘 문을 열 수 있는 비밀의 열쇠도 숨겨져 있으며, 참 나의 모습도 숨겨져 있고, 우리의 꿈과 희망도 함께 숨겨져 있다.

숨 공부는 쉽다면 아주 쉽고, 어렵다면 무척이나 어렵고 힘든 공부이다.
그러나 끝까지 잘 참고, 오래도록 견디고 보면, 참으로 좋은 공부요, 참으로 해볼 만한 공부이다.

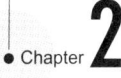

Chapter 2

숨과 목숨은 하나이다

우리의 숨과 목숨은 하나이다.
숨이 멈추면 죽고, 숨이 완전히 끊어지면 우리의 몸은 시체가 된다.

우리의 숨은 들숨과 날숨으로 구분되며, 들숨은 산소를 우리의 몸 안에 넣어주고, 날숨은 우리 몸 안의 이산화탄소를 몸 밖으로 내보낸다.

사람은 공기가 없으면 살 수가 없고, 산소가 부족하면 목숨이 위태로워진다.
이 세상에 없으면 못 살고, 부족해서 위태로운 것이 있다면, 그보다 소중하고 귀한 것이 어디에 있겠는가.

신발이 발에 꼭 맞으면 발이 아주 편안하다.

하지만 발은 금세 신발의 고마움을 망각해 버린다. 사람이 신발을 신지 않고서는 살아갈 수가 없는데도 말이다.
뭐든지 편안하면 잊게 되고, 편안함을 주는 모든 것들에 대해 고마워할 줄을 모르는 존재가 바로 사람이다.

잠시 숨을 멈추고 하나에서 백까지 세어보자.
숨을 멈추고 숫자를 세는 동안 무엇이 가장 필요할까.
아마도 그것은 공기일 것이다.
우리는 공기 없이는 한 순간도 살 수가 없다. 공기는 바로 나의 생명이요, 목숨인 것이다.
이 세상에 그처럼 소중하고 귀한 것이 어디에 있겠는가.

공기는 누가 만들어서 우리에게 공급해 주는가.
우리 주위의 풀과 나무들이다.
이름 모를 풀과 나무들이 우리가 마실 깨끗한 공기를 만들어 주고 있는 것이다.
나무와 식물은 우리 몸속의 탄산가스를 깨끗한 산소로 바꾸어 준다.
우리 주위의 풀 한 포기, 나무 한 그루 한 그루가 모두 다 얼마나 소중하고 고마운 존재들인가.
우리에게 끊임없이 깨끗한 공기를 제공해주고 있으면서도 아무런 바람도 없는 나무들이야말로 세상을 이롭게 하는 존재이다.
우리는 이러한 사실을 왜 까마득히 잊고 사는 것일까?

이름도 모를 수많은 풀과 나무들이 이 땅에 뿌리를 내리고, 태양과 달과 별들과 물과 바람과 뭇 벌레들과 함께, 조화롭고 평화롭게 서로를 도와가며 살아가고 있다.

그런데 우리 사람은 어떠한가.
땅을 더럽히고, 하늘을 오염시키며, 우리가 마실 공기와 물, 먹을거리를 오염시켜 결국은 우리 자신의 몸을 병들게 하고 있다.
왜 우리 인간은 이렇게 중요한 사실을 망각하고 살아가는 것일까?

풀과 나무들이 뿌리내리고 있고, 수많은 뭇 생명체와 우리 삶의 터전이기도 한 이 땅덩어리가 어떻게 존재하고 있는지 알아야 한다.

우주 안에는 지구만 있는 것이 아니다. 해와 달과 수많은 별들이 함께 존재하고 있다.
우리는 독립된 존재가 아니라, 우주와 함께 숨 쉬고 있으며, 더불어 살아가고 있는 것이다.

사람은 스스로의 힘만으로는 한 순간도 살아남을 수가 없다.
우리는 이 우주 안의 모든 존재들과 함께 살아가고 있고, 서로에게 없어서는 안 될 아주 소중한 은혜의 관계로 맺어져 있다.
공기와 물과 초목들은 우리의 생명 그 자체이며, 땅과 우주는 우리의 몸이고, 살 집이다. 한 가족인 것이다.

우리에게 있어 산소와 물은 주식이며, 밥과 옷과 집은 부식이다.
우주가 하늘이고 신이며 절대적인 존재라면, 땅은 집이고 옷이며 밥이다.

우리는 숨을 못 쉬면 죽고, 하루에 산소 16kg이 필요하며, 우리 몸속의 세포들은 90% 이상이 물이다.

숨을 잠시 멈추고 하늘과 땅과 풀과 나무들에게 가만히 귀 기울여 보자.
모두가 한 몸이고, 한 마음이며, 한 삶인 것을 깨닫게 될 것이다.
나만 보고, 나만 생각하며, 나만을 위해서 살아가는 것이 얼마나 유치하고, 얼마나 어리석고, 얼마나 바보스러운가를 발견하게 될 것이다.

사람은 이 우주의 아주 위대한 창조물이며, 너무도 귀하고 아름다운 꽃과도 같다. 그러므로 이기심을 버리고 우주의 섭리를 이해하는 위대한 존재가 되어야 한다.

해와 달과 별들의 자전과 공전으로 인하여 바람과 구름과 비와 이슬과 서리와 눈이 만들어지고, 이에 따라 봄과 여름, 가을과 겨울의 변화가 나타나게 되어 사람들이 농사를 지을 수 있게 되었다.
그런데 제 아무리 천지가 힘을 쓰고, 일월성신이 노력을 한다 해도 사람이 숨을 못 쉬고 죽는다면 무슨 소용이 있겠는가.

숨과 목숨과 우주는 하나이다.
일월성신과 풍운우로상설과 춘하추동이 모두 하나요, 한 몸, 한 마음이요, 한 목숨이다.

숨을 쉬되, 그냥 쉬지 말고, 우주와 함께 숨쉬고, 자연과 함께 숨쉬고, 세상만물과 함께 숨쉬며 살아가고 있음을 생각하라.
그리하면 우리의 마음이 더욱 커지고, 더 깨끗해지고, 더 아름다워질 것이다.

자연이 사람농사를 지어주듯이 우주와 함께 하는 큰 숨은 큰 사람을 만들고, 건강하고 행복한 사람으로 살아가게 할 것이다.

Chapter 3

참 나는 누구인가

나는 누구인가.
나의 무엇이 나이고, 무엇이 나의 참 주인인가.

가끔 내가 누구인가를 곰곰이 생각해 보아야 한다.

나는 누구냐.
숨이 나요, 목숨이 나요, 살아있음이 나다.

숨을 멈추면 나는 없어진다.
잠시 숨을 멈추고 나 자신을 지켜보면, 그토록 잘나고 화려했던 나의 모습들이 순식간에 일그러지고 초라해진다. 점점 더 불안해지고 초조해진다.

밥을 한 끼 정도 굶으면 오장육부에서 난리가 난다.

온몸에 힘이 쭉 빠지고 살아갈 힘을 잃게 된다.
우리가 들이마신 산소는 우리 오장육부의 기능을 살려주고, 세포의 활동이 원활하도록 도와주며, 모든 질병을 사전에 예방한다.
때문에 신선한 산소가 우리 몸 안에 충분히 들어가면, 들이마신 만큼의 탄산가스(CO_2)와 노폐물들이 몸 밖으로 나오게 된다.

호흡은 건강관리에서 85%의 비율을 차지하고 있다.
우리가 아무리 비싸고 좋은 음식을 먹는다 하더라도, 몸 안에 산소가 부족하다면 에너지(精 정)로 변화시킬 수 없게 된다.

코로 숨을 쉬어야 내가 있고, 오장육부가 살아있어야 내가 움직일 수가 있으며, 내가 살아 갈 수 있다.

오장육부를 구성하고 있는 수억 만 개의 세포생명체 하나하나가 다 건강하고 튼튼하게 살아있어야 오장육부가 살고, 내가 산다.
내가 보고 듣고 생각하고 말하고 하면서 살아가는 건 모두가 다 오장육부의 덕택이요, 수억 만 개의 세포 생명체들 덕분이다.

그렇다면 나는 누구일까.

오장육부가 나요, 숨이 나요, 밥이 나요, 수억 만 개의 세포 생명체들 하나하나가 다 나이다.

나는 내가 아니라, 나의 참 주인들은 모두가 다 보이지 않는 곳에서 열심히 오장육부를 살아있게 하는 수억 만 개의 세포 생명체들이다.

나는 오직 나의 오장육부가 잘 살아 있게 하는 오장육부의 충성스러운 머슴일 뿐이다.
즉, 오장육부라고 하는 각각의 생태계인 허파생태계, 대장생태계, 소장생태계, 콩팥생태계, 방광생태계, 간생태계, 쓸개생태계, 위장생태계, 심장생태계, 췌장생태계 등이 건강하고 튼튼하게 유지되도록 충분한 산소와 충분한 물과 충분한 영양분을 골고루 잘 공급해주는 머슴인 것이다.

내 몸 안의 오장육부가 다 나의 주인이요, 보이지 않는 세포 생명체들 하나하나가 다 나의 주인이며, 나는 오직 그들의 심부름꾼일 뿐이다.

나의 욕망과 욕심에 충실하면 할수록 나의 주인공들은 불안해하고 힘들어 하며, 결국 병들게 된다.
나를 주인으로 내세우면 내세울수록 나는 더 못나지고, 가난해지고 연약해진다.
하지만 나를 구성하고 있는 세포 생명체들 하나하나의 욕구에 충실해지면 나는 더 행복해지고 만족스럽게 된다.

보이지 않는 곳에서 열심히 살아가고 있는 나의 참 주인공들이 가장 원하고 바라는 것은 뭘까?
나의 주인들이 가장 필요로 하는 것들에는 무엇이 있을까?

나의 주인공들은 돈도 명예도 지식도 권력도 원하지 않는다.
오직 산소와 물과 밥을 간절히 바라고 원할 뿐이다.

보이지도 않고, 알아주지도 않는 곳에서 아주 열심히 살아가는 수많은 주인공들을 위해, 열심히 심부름을 잘하다 보면, 나는 나의 주인공들로 인해 저절로 기쁨을 맛보게 된다. 평화도 찾아오고, 양심도 살아나서 아주 행복해진다. 매우 만족스러운 삶을 살게 된다.

세포 생명체 하나하나와 오장육부가 나와 평등하게 하나가 되어 평화로울 때 행복이 찾아온다. 참 나를 찾게 된다.

숨을 잘 쉬고, 내 안의 나를 행복하게 하려면, 우선 코와 폐와 심장을 잘 알아야 한다.
코는 호흡기관으로 숨을 들이마시고 내쉬는 첫 관문이다.
코가 나쁘면 머리가 흐려지고, 기분이 나빠진다.
코로 숨을 잘 못 쉬는 것처럼 답답하고 불편하고 고통스러운 것도 없다.

끊임없이 콧물이 흐르거나, 머리가 항상 맑지 않거나, 매사에 자신감이 없거나 하면, 반드시 먼저 코가 막히는 병이 있는지를 확인해 봐야 한다.

코는 공기가 통과하는 첫 관문인데, 폐(허파)로 보내지는 공기는 적당한 온도($35\sim40℃$)와 적당한 습도($90\sim100\%$)를 유지해야 하며, 깨끗한 공기여야 한다.

코로 숨을 쉴 때, 공기는 코의 내부(네 쌍의 공기방)를 지나는 동안에 폐가 요구하는 공기(산소)로 바뀌게 되며, 코를 통과하지 않고 입으로 들이마신 공기는 폐가 요구하는 조건에 맞지 않기 때문에 여러 가지 문제를 일으킨다.

폐는 매우 약한 기관이기 때문에 조건에 맞는 공기가 유입되지 않으면 쉽게 망가질 수 있으며, 폐렴을 일으키기도 하고, 기관지염이나 인두염, 후두염과 같은 질병을 일으키기도 한다.

왠지 답답하다거나, 인내력과 끈기가 떨어진다거나, 성적이 오르지 않는다거나, 작업능률이 떨어진다거나, 삶에 의욕이 사라지기도 한다.

사람이 코가 막혀있게 되면, 코를 골게 되거나, 잠들기가 어렵다거나, 깊은 잠을 못 자거나, 악몽에 시달리거나, 입 안이 건조하고 마른다거나, 입맛이 없거나 하는 등의 현상이 나타난다.
또한 코가 막히면 냄새를 맡을 수 없게 되어 음식물의 맛을 알지 못하게 되고, 목소리까지 변하게 되어 콧소리를 내게 된다.

우리의 코와 폐, 심장은 서로 밀접한 관계에 있기 때문에 숨 공부를 하는데 있어 그냥 지나칠 수 없는 기관들이다.

코를 통하여 들이마신 산소(O_2)는 폐로 보내지고, 폐에서 또다시 심장으로 보내지며, 심장에서는 동맥을 통해 우리 몸 구석구석에 산소를 공급한다.

반대로 우리 몸 구석구석에 쌓여 있는 이산화탄소(CO_2)는 정맥을 통해 심장으로 보내지고, 심장에서는 폐와 코를 통하여 몸 밖으로 내보내진다.

그러므로 우리의 코와 폐, 심장은 숨 공부를 하는데 있어서 매우 중요한 기관들이다.

숨 공부는 결국 우리의 코와 폐, 심장을 먼저 건강하고 튼튼하게 하는 공부로, 혈액순환을 돕고, 생활에 활력을 불어 넣는 공부이다.

우리의 몸에는 기도(氣道, 숨을 쉬는 통로)와 식도(食道, 밥을 먹는 통로), 곡도(穀道, 항문)가 있는데, 이 길이 막히면 죽고, 이 길이 더러우면 병이 들게 되며, 이 길이 깨끗하면 기분이 좋아지고, 이 길이 튼튼하면 건강하다.

하늘 기운을 머금은 공기는 하늘 음식이요, 땅 기운을 머금은 채소들은 땅 음식이다.

하늘 음식인 공기는 코와 폐, 심장을 통해, 우리의 몸을 살리고, 땅 음식은 입과 위, 소장과 대장에 전달되어 우리의 몸을 건강하게 살찌운다.

우리의 기도는 하늘 길이며, 식도는 건강의 길이고, 곡도는 땅을 살리는 길이다.

하늘과 땅, 사람과 만물이 서로 하나가 되어 조화롭게 잘 살아가는 것이 사람의 길이다.
하늘과 땅, 사람과 만물이 각기 제자리에서 자신의 역할에 충실한 것이 세상의 이치에 맞다.

성자와 철인들은 왜 상(相)을 만들지 말고, 착(着)을 두지 말고, 욕심(欲心)을 줄이고, 마음을 항상 깨끗이 비우라고 했을까?

사람이 살면서 어떠한 형상(形相)을 만들고, 어떠한 욕심을 품게 되면, 자연히 그것을 성취하고 실현하기 위해서 많은 시간과 정력을 소모하게 되며, 깊은 시름에 빠져들게 된다. 그렇게 되면, 우리의 몸속에 내재되어 있는 산소와 물과 영양분들을 필요 이상으로 더 많이 사용하게 된다. 따라서 우리의 몸을 구성하고 있는 수많은 세포 생명체들이 기력을 잃을 뿐만 아니라, 오장육부도 제 기능을 하지 못하게 된다.

산소와 물과 영양분들이 줄어들고 고갈되어 생존에 위협을 느끼게 되며, 좋은 마음과 바른 생각을 할 수 없게 된다.

그래서 수도를 하는 사람들은 쓸데없이 상을 만들지 않고, 필요 없는 곳에 머물거나 얽매이지 않으려 하며, 지나친 욕망으로 괴로워하지 않는다. 이는 수도하는 시간을 더 많이 갖기 위해서이며, 도심(道心)을 잃지 않기 위해서이다.
또한 마음을 비워서 마음이 편안해지면, 적은 양의 산소와 물, 영양분만으로도 잘 살 수 있기 때문이며, 가장 생산적이고 효율적으로 살아가기 위한 지혜이고, 묘책(妙策)이기 때문이다.

수도를 하는 사람들은 어떠한 형상을 만들지 않고, 어디에도 머물러 있지 않으며, 무엇에도 묶이지 않는다면, 참 나와 오랫동안 벗할 수 있고, 참 마음과 더불어 오래도록 잘 살 수 있다는 것을 마음속에 깊이 새기고 있다.

수도를 하는 사람들은 오직 자신의 영적성숙을 위해서만 살려고 힘쓰며, 자신의 영혼을 더 밝고, 더 아름답고, 더 빛나게 하기 위해 노력한다.

Chapter 4

건강과 행복은 어디에서 오는가?

사람은 힘과 용기가 있을 때 살맛이 나며, 희망과 꿈이 있을 때 행복하다.
힘과 용기는 건강한 몸에서 나오고, 희망과 꿈은 건강한 마음속에서 나온다.

그렇다면, 건강한 몸과 마음은 어디에서 오며, 사람은 무엇으로 행복하고 아름다워지는 것일까.
항상 기분(氣分)좋게 살아야 건강하고 행복하다.
사람이 기분 좋게 살려면 숨을 편안하게 잘 쉬어야 한다.
우리가 숨을 잘 쉬게 되면, 우리 몸 구석구석에 기(氣)가 잘 전달되어서 몸 안의 세포 하나하나가 다 행복하고 즐거워지며, 오장육부 또한 건강하고 행복해진다.

기분이 좋다는 이야기는 우리 몸 구석구석에 기가 잘 나누어지고, 골고루 잘 분배된다는 뜻이다.

기에는 생기(生氣)와 진기(眞氣)가 있는데, 생기란 코를 통하여 숨을 들이마시게 되면, 산소가 폐로 들어가서 심장으로 보내지고, 동맥을 통해 우리의 몸 구석구석으로 산소를 보내게 되는데, 이것을 생기라 한다.

진기(眞氣)란 코로 숨을 들이마시게 되면, 산소가 횡경막을 통과해서 아랫배 석문혈에 전달되는데, 기해혈(음)과 석문혈(불을 때는 아궁이), 관원혈(양)에서 음양상추작용(陰陽相推作用, 태극운동)이 일어나 진기가 생성된다.
이 진기가 대맥과 임맥, 독맥 등 기경8맥과 12경락에 잘 전달되게 되면, 죽은 세포들이 살아나서 우리 몸 안 세포들이 건강해지고, 오장육부가 튼튼해진다.
그렇게 되면, 노화(老化)의 속도가 느려진다. 어찌 보면 진기수련이 최고의 건강식품인지도 모른다.

우리 몸은 70%의 수분(水分)을 충분히 머금고 있어야 하며, 깨끗한 물이 온 몸에 골고루 나누어져야 건강하고 행복해진다.

어머니의 젖을 먹는 아기들의 몸은 90%가 수분이다. 건강한 성인의 몸은 70%가 수분이며, 몸의 수분이 50% 이하로 줄어들면 빨리 늙고, 빨리 죽게 된다. 때문에 건강한 몸을 유지하기 위해서는 70%의 수분을 항상 유지하도록 해야 한다.

수분이 부족하거나 혈액이 탁해지면, 쉽게 피곤하고 불안해지며, 화를 자주 내게 되어 오장육부의 기능을 떨어뜨린다. 심한 스트레스를 받거나, 무엇을 골똘히 생각하거나 하게 되면, 수분을 많이 소모하게 되므로, 수분을 충분히 보충해 주어야 한다.

제철 영양분(營養分)을 골고루 잘 섭취해야 건강하고 행복해진다.
달고, 맵고, 짜고, 시고, 쓴 음식들을 골고루 잘 먹어야 한다.
평소에 싫어하는 음식을 약으로 알고, 잘 먹어야 한다. 싫어하는 음식이 바로 보약임을 항상 명심해야 한다.

먹고 싶은 음식이나, 입에 당기는 음식을 충분히 먹어 주어야 한다. 몸에서 필요로 하는 음식이기 때문이다.
우리 몸 안의 세포가 우리의 머리나 생각보다 훨씬 더 빠르게 요구하고, 반응한다는 사실을 명심해야 한다.
열매와 잎, 줄기와 뿌리 음식을 골고루 잘 섭취해야 한다. 가능하면 가공을 적게 하고, 통째로 먹어야 좋다.

사람의 치아는 원래 32개였다. 그런데 차츰 퇴화되어 지금은 28개가 되었다.
그 이유는 음식을 지나치게 부드럽고 먹기 좋게 만들며, 영양가 높은 음식을 빨리, 많이 먹기 때문에 필요하지 않은 부분이 퇴화된 것이다.

코끼리나 말, 소들이 덩치가 큰 이유는 거친 먹이를 오래도록 잘 씹어서 먹기 때문이다.

쓴 음식은 뼈를 튼튼하게 해주고 깨끗한 피를 잘 만들어 준다. 신 음식은 피부를 생기 있게 만들어 주는데, 임신한 여성이 신 음식을 찾는 것은 뱃속 아이의 살을 만들기 위해서이다.

짠 음식은 피를 맑게 해주는 것으로. 소금은 우리 몸에 있어 아주 긴요한 식품이다.
그러나 너무 지나치면 독이 되기도 한다. 화학적으로 만들어진 흰 소금은 짠 맛을 내는 약품이지 식품은 아니므로 주의해야 하며, 소금 산에서 캐어낸 소금이나 오염된 바닷물로 만든 소금은 불량식품이므로, 주의해야 한다.
미래의 필요 식품으로 등장한 죽염은 건강에 도움이 된다.

매운 음식은 기를 북돋아 준다. 파란 고추는 비타민의 보고이며, 붉은 고추나 고추장은 위장약이다.

손으로 음식을 먹는 민족은 위장병이 없다. 왜냐하면 뜨거운 음식을 먹지 않기 때문이다.
그 대신 매운 음식을 먹는다. 매운 성분은 위로 들어가서 위 운동을 활발하게 하여 소화를 돕는다.

생강이나 카레, 마늘이나 양배추, 무나 배추 등의 매운맛이 위와 소장, 대장운동을 도와주는 약들이며, 속을 따뜻하게 하는 보약이다.

단 음식은 피곤을 풀어주고, 지친 몸에 활력을 준다.
가능하면 흰 설탕 대신 단맛이 나는 과일이나 꿀, 효소 등을 먹는 것이 좋다.
그러나 어떤 음식이든지 지나치게 섭취하면, 오히려 오장육부의 기능을 떨어뜨리고, 중독되기 쉽다.
뭐든지 지나치면 독이 되고, 부족하면 병이 됨을 명심하고 명심해야 한다.

따뜻한 사랑의 정분(情分)이 잘 오고가야 살맛이 난다.
사람은 정분이 나야 서로를 사랑할 수 있다.
미운정 고운정이 서로의 몸에 배어 있어야 행복해진다.

사람은 서로의 덕분(德分)으로 사는 것이다.
사람은 한 순간도 남의 도움이 없이는 못 사는 존재이다.

하늘과 땅과 만물의 덕분으로 살고, 서로 다른 많은 사람들의 덕분으로 살고, 가까운 사람들의 보살핌으로 살아간다. 서로를 진정으로 사랑하고, 서로에게 진정으로 감사하며, 서로의 덕분으로 살아가야 참으로 건강하고, 참으로 행복해진다.

사람이 살면서 건강을 잃지 않고 오래도록 행복하게 잘 살려면, 항상 분수에 맞게 편안해야 하고, 언제 어디서나 숨을 편안히 잘 쉬고 살아야 한다.

사람이 자기의 분수를 알고, 자기의 분수를 지키고, 자기의 분수에 편안하면, 먹는 것이 살로 가고 뼈로 가서 살맛이 난다. 건강이 깃든다. 행복과 평화가 찾아온다.

Chapter 5

갓난아이의 운동

갓 태어나 젖을 먹는 아이들은 어떻게 소화를 시키는 것일까?
갓난아이가 손발을 많이 움직이면 운동이 되고, 일(事)이 되어서 소화가 된다.

갓난아이들의 일이란 먹고, 싸고, 잠을 자거나 깬 상태에서 보고, 듣고, 울고, 웃으며 손발을 많이 움직이는 것이다.
갓난아이의 손과 발은 생각한 바를 실행으로 옮기는 도구(道具)의 역할을 하며, 손발은 육장육부와 연결되어 있어서 속 운동이 되고, 육장육부 운동이 된다.

손가락에는 폐경, 대장경, 심포경, 삼초경, 심장경, 소장경의 경락들이 연결되어 있고, 발가락에는 비경, 간경, 위경, 담경, 방광경, 신경의 경락들이 연결되어 있어서 손가락과 발가락 운동은 건강과 소화에 직접적인 영향을 준다.

따라서 손가락, 발가락, 손바닥, 발바닥, 손목, 발목, 손등, 발등을 자주 자극해 주면, 자연히 많은 운동이 되어서 건강에 크게 도움이 된다.

손발이 닳도록 빈다거나, 손발에 땀이 나도록 비비거나, 손발에 쥐가 나도록 움직이면 육장육부가 튼튼해지고, 건강이 좋아진다.
손목과 발목에는 각각 6개의 경락이 지나고 있기 때문에 하나의 경락 터널이라고 할 수가 있다.
따라서 손가락과 발가락, 손목과 발목을 많이 움직여 주면 건강에 많은 도움이 된다.

또 사람의 허리와 목은 각각 12개의 경락들이 지나고 있어서 사람의 몸 가운데 매우 중요한 부분이라 할 수 있다.

목은 손가락과 연결되어 있는 대장경과 삼초경, 소장경 등의 좌우 6개 경락과 발가락과 연결되어 있는 위경, 담경, 방광경의 좌우 6개 경락을 합해 총 12개 경락이 지나는 터널이며, 허리에는 발과 연결되어 있는 비경과 간경, 위경과 담경, 방광경과 신경 등의 좌우 12개 경락이 지나간다.
때문에 허리와 목을 아주 조심스럽게 다루어야 하지만, 허리와 목을 자주, 그리고 많이 움직여 주면 육장육부의 기능이 원활하게 되어 자연스럽게 건강을 유지할 수 있다.

또 아기 때는 네 발로 많이 기어 다녀야 목과 허리가 튼튼해지는데, 보행기를 자주 타거나 업혀서 자라게 되면 목과 허리가 약해질 수 있다.

손발을 많이 움직여주지 않으면 혈액순환이 잘 되지 않기 때문에 손발이 차가워지고, 건강에 적신호가 켜지며, 손발이 따뜻한 사람은 혈액순환이 잘 되어서 건강하다는 증거이다. 건강한 사람은 머리가 시원하고 손발은 따뜻하다.

만일 손발이 뜨겁다면, 호르몬제 등 약물을 복용하고 있거나, 어디가 많이 아프거나, 심한 스트레스를 받고 있거나, 화를 품고 있기 때문이다.

어린이들은 본인 스스로 손과 발을 많이 움직여야 하겠지만, 부모나 어른들이 관심을 가지고 온몸 운동을 시켜주어야 한다. 왜냐하면 어린이들은 몸 전체를 활발하게 움직이고 조심스럽게 잘 보살펴 주어야만, 건강하고 튼튼하게 잘 자라기 때문이다.

손가락 발가락과 허리와 목이 건강하고 튼튼해야 우리의 육장육부가 건강해지고, 육장육부와 온몸이 건강하고 튼튼해야 우리의 마음도 따라서 아름답고 건강해진다.

Chapter 6

머리 좋은 아이를 낳으려면

요즘 머리 좋은 아이를 낳기 위한 태교법으로, 태식호흡과 요가가 널리 보급되고 있다.
태식호흡은 태아의 뇌가 세포분열을 하고 있을 때, 많은 양의 산소를 공급하기 위한 최고의 호흡법이다.
산소는 두뇌의 발달과 발육을 도와주며, 실제로 산소는 태아의 뇌 발육에 중요한 요소로서, 산소 결핍시 뇌성마비나 정신발달지체 등, 선천성 이상이 생기기도 한다.
따라서 흉식호흡(가슴호흡)이나 복식호흡(배호흡)보다는 석문호흡(배꼽아래)과 태식호흡을 권하고 있다.
임산부는 보통 어깨로 얕은 숨을 쉬게 되는데, 이것만으로는 충분한 산소가 공급될 수 없으며, 임산부가 어깨로 숨을 쉬면 허파(폐)가 활짝 펴지지 않기 때문에, 당연히 충분한 산소를 공급할 수가 없다.

임산부들은 누구나 다 태어날 아이가 건강하고 똑똑하기를 원한다.
건강하고 머리가 좋은 아이들은 태중에서부터 뇌 발육이 왕성해야 하고, 오장육부가 튼튼해야 한다.

산모들은 산소공급 노력과 적절한 영양 섭취, 건전하고 올바른 마음가짐에 따라 아이들의 지능과 건강이 크게 좌우된다는 것을 알아야 한다.
때문에 충분한 산소공급을 위한 체계적인 숨 공부는 건강하고 튼튼한 아이를 만드는데 중요한 역할을 할 뿐만 아니라, 태아의 두뇌 성장발달에 많은 영향을 주기 때문에 반드시 필요한 일이다.

어머니 뱃속에서의 10개월 교육이 태어난 후 유능한 스승으로부터 10년 교육을 받는 것보다 훨씬 효과적이라고 하니, 태교는 아무리 강조해도 지나치지 않다.

Chapter 7

스트레스가 육장육부를 죽인다

생각이 많고, 스트레스가 계속적으로 쌓이게 되면 뼈가 녹고, 세포는 늙으며, 피가 오염된다.
자기 자신을 너무 피곤하게 괴롭히면 뼈가 삭고, 세포가 죽으며, 피가 마른다.

함께 하는 이웃을 너무 피곤하고 귀찮게 굴면 뼈가 부러지고, 세포들이 싸우고, 피가 끓는다.

스트레스를 받고 생각이 많아지면, 육장육부에 다음과 같은 현상이 발생한다.

1. 비위(췌장, 위장)가 상하게 된다.
2. 속(소장, 대장)이 불편해진다.
3. 신간(간, 콩팥)이 편하지 않게 된다.

4. 담낭의 기능이 약해져서 자신감이 떨어지게 된다.
5. 소변(방광)이 샌다.
6. 심폐기능(심장, 폐)이 떨어진다.
7. 삼초의 기능이 떨어져서 몸이 처진다.
8. 심포경에 이상이 와서 살맛이 없어진다.

몸과 마음은 하나이다. 몸 공부가 곧 마음공부이며, 일체가 다 마음먹기에 따라 행복하기도 하고, 불행하기도 하다.
결국 마음먹기에 따라 성공도 있고, 실패도 있다.

인생살이에 있어 긍정의 힘은 우리를 웃게도 하고 기쁘게도 한다.

사람이 스트레스를 받고 생각이 많으면 가슴이 답답해진다. 왠지 불안하고 뭔가에 쫓기듯 살다보면 심폐(심장과 폐)기능이 떨어지고, 위에 염증이 생기게 된다. 그래서 위궤양, 위염이 생긴다.
소장의 직경이 작아지고, 창자의 통로가 좁아지고, 창자의 길이가 줄어들어서 십이지장에 탈이 나고, 대장에 균들이 설치게 된다. 그리고 마침내는 우리의 육장육부가 병이 들고, 무능하게 되어 건강을 빼앗기고 만다.

중국 패관잡기(稗官雜記, 魚叔權著)에 꾀꼬리에 대한 이야기가 있다.

어느 한 사람이 꾀꼬리 어미와 새끼를 기르는데, 어미와 새끼를 서로 떨어뜨려 놓고, 오래도록 소리만 듣게 하다가 어느 날 새끼와 합방을 시켰다고 한다.
그런데 이 날 어미 꾀꼬리가 한번 소리를 지르고는 그냥 죽어 버려서, 호기심이 동한 주인집 아들이 어미 꾀꼬리의 배를 갈라보았더니, 꾀꼬리의 창자가 여덟 토막으로 끊어져 있더라고 한다.

스트레스를 받거나, 화를 자주 낸다거나, 크게 놀라는 일이 많게 되면 결국 스스로 죽음에 가까워지는 길을 가는 것이라고 생각하면 된다.

스트레스는 만병(萬病)의 근원이다. 스트레스는 육장육부를 죽게 하고, 우리의 몸을 망가뜨리며, 우리의 마음을 병들게 한다.

Chapter 8

따뜻한 차 한 잔의 향

차(茶) 한 잔을 입안에 머금으면 몸과 마음이 맑아지고 모든 일이 즐거워진다.
차 한 잔의 향이 방안에 가득하면, 너와 내가 한 몸이 되고, 세상이 밝아진다.

놓여있는 찻잔 속에 정다움이 가득하고, 오고 가는 도담(道談) 속에 다져지는 성불제중(成佛濟衆).

선다일여(禪茶一如, 仙茶一如)라 하여 차를 벗하며 살아가는 사람들이 의외로 많다.
道를 닦고, 道를 구하는 사람들은 왜 그토록 차를 예찬하며 즐겨 마시는 것일까?

수도인들에게는 차 한 잔이 한 끼의 식사가 되기도 하고, 말

없는 도반이 되기도 한다.
찻잔 속에 비치는 자신의 모습을 보며, 외로움을 달래주는 한 잔의 차는 벗과 다름이 없다.

녹차는 우리 몸에 유익한 성분이 많아 약용으로도 널리 쓰였으며, 봄나물로도 애용되어 왔다.

녹차는 음식의 소화를 돕고, 머리와 눈을 맑게 하고, 뇌의 활동을 원활히 촉진시켜주며, 감정을 차분히 가라앉혀 주고, 이뇨작용을 돕는다.
피로 회복을 촉진시켜 주고, 갈증을 멈추게 하며, 숙취 해소를 빠르게 하고, 체내의 노폐물과 중금속을 제거해준다.

특히 녹차는 예의범절을 익히는데 있어, 중요한 역할을 하며, 수도인들의 수행을 돕고, 도력을 더욱 증진시켜준다는 점에서 중요한 음식으로, 약으로, 벗으로 널리 애용되고 있다.

차 한 잔의 나눔 속에 만고신의 영겁도반(萬古信義 永劫道伴)의 마음이 샘솟게 되므로, 차를 즐겨 마실 것을 권한다.

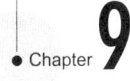

몸이 죽어간다

우리의 몸은 70%의 수분을 항상 포함하고 있어야 건강을 유지할 수 있다.

그런데 1%의 물이 부족하게 되면, 무기력 상태가 되고, 5%가 부족하면 기진맥진 상태가 되며, 11% 이상이 부족하면 탈진상태에 빠지게 된다.

물은 언제 마실까? 목이 마르면 마셔야 한다.
밥은 언제 먹을까? 배가 고프면 먹는다.

그렇다면 우유는 물일까? 밥일까? 커피는 물일까? 밥일까? 주스는 물일까? 밥일까? 과일은 물일까 밥일까? 모두가 다 밥에 해당된다.
우리는 시도 때도 없이 마구 먹는다. 그래서 병들고, 살찌고, 건강을 잃는다.

사람은 하루 세끼를 규칙적으로 맛있게 잘 먹어야 한다. 제 때에 먹는 밥은 음식이 되고 식사가 되어 인격이 커 가지만, 시도 때도 없이 마구 먹게 되면 밥은 음식이 아니라 독이 되고 사료가 되어 인격이 죽게 된다.

우리가 숨을 못 쉬면 죽듯, 우리의 몸에 물이 부족하면 목마름으로 힘이 빠진다. 살맛을 잃는다. 건강을 상하게 된다. 목이 말라 목이 타들어 가면 죽음을 부른다.

사람은 수시로 물을 마셔야 한다. 죽은 물이나 맹물은 물이 아니다. 미네랄 등 영양가가 충분한 살아있는 좋은 물을 마셔야 한다.

목이 마르지 않게 늘 마셔야 하고, 목이 타지 않게 충분히 마셔야 하며, 몸에 지방이나 노폐물이 쌓이지 않도록 규칙적으로 운동을 해야 한다.

그냥 운동을 할 것이 아니라, 햇빛을 받으며, 자연 속에서 해야 한다.
숨과 물이 건강을 좌우한다. 제철 음식들이 건강을 지킨다. 올바른 마음가짐이 행복을 키운다.

Chapter 10

암과 당뇨병

암과 당뇨병 환자들은 몸 안에 염분이 부족하며, 피에는 당분이 많이 함유되어 있고, 끈적끈적하다.
암 환자는 짠 것을 싫어하고 단 것만 찾으며, 단 것을 많이 먹어서 몸 안의 영양분들을 모두 단맛이 흡수해 버리기 때문에 실제로는 영양실조 상태가 된다.

암과 당뇨병 환자들의 피는 탁하고 찐득찐득하여 순환이 잘 안 되기 때문에 몸 안 구석구석의 모세 혈관까지 산소와 수분, 영양분의 공급이 잘 안 된다. 때문에 손발이 차고 딱딱하게 굳는 현상이 생긴다.

보약이나 한약을 먹은 후 단맛이 나는 과자를 먹게 되면 약효가 떨어지는데, 이는 한약의 성분들을 설탕이 흡수해 버리기 때문이다. 때문에 단맛의 반대인 쓴 것들을 많이 먹어야 치료가 된다.
쓴 것은 뼈를 튼튼하게 해 주어서 골수(뼈의 물)를 충실하게 하고, 깨끗한 피를 잘 만들도록 도와준다.

백혈병 환자들은 대개 골수가 부족해서 피의 생산이 중단된 경우가 많다.

암이나 당뇨병 환자들은 짠 음식을 싫어하기 때문에 염분 부족으로 인해 몸 안에 70%의 수분을 유지할 수 없게 된다. 왜냐하면 염분은 수분을 흡수하여 몸 안에 두는 일을 하는데, 염분이 부족하게 되면 수분을 그만큼 몸 안에 가두기 어렵기 때문이다.

또한 몸 안에 염분이 부족하게 되면, 면역력이 떨어져 힘이 없고, 각종 병균의 번식력을 높여 결국은 오장육부의 기능을 떨어뜨리게 된다.

3년 이상된 천일염은 소금 속의 불순물과 간수가 다 빠져서 단맛이 나는데, 천일염이나 볶은 소금, 죽염으로 음식을 만들어 먹으면, 아무리 많이 먹어도 몸에 해롭지 않다.
왜냐하면 땀 흘리는 운동이나 일을 하게 되면 쓰고 남은 염분이 땀으로 배출되기 때문이다. 오히려 땀으로 염분이 배출되면, 모공이 열려 피부로 숨을 잘 쉴 수 있게 되며, 피부가 살아나서 부드러워진다.

어떤 음식물이든지 섭취한 후 일주일 안에는 몸 안에서 완전히 배출되도록 해야 한다.
우리 몸 안의 세포는 생명체로서, 태어나고 죽고 하기 때문에, 죽은 세포와 함께 몸 안에 남아있는 음식물 쓰레기들도 빨리 빨리 배출시켜야만 한다. 쓰고 남은 염분도 마찬가지이다.

결국 암이란 몸 안의 죽은 세포들과 쓰고 남은 음식물 쓰레기들이 모이고 쌓여서 생긴 병이다.

우리 몸 안에는 거친 쓰레기통인 대장과 묽은 쓰레기통인 방광이 있으며, 소장이 고장 나면 대장이 고장 나고, 콩팥이 고장 나면 방광이 고장이 난다.
소장은 스트레스를 많이 받고 꼬이면 고장이 나게 되며, 콩팥은 단맛이 많은 음식물을 너무 많이 먹으면 고장이 난다.
결국 쓰레기 처리를 못해서 모든 병이 생겨나는 것이다.
때문에 암이나 당뇨 등의 모든 질병 치료는 음식을 잘 먹고, 대소변을 잘 배출하면 낫는다.
또한 대소변으로 배출할 수 없는 쓰레기들은 운동을 통해 땀으로 배출하면, 피부호흡이 이루어져서 건강도 지킬 수 있게 된다.

암세포들은 뜨거운 것과 쓴 것, 신 것과 짠 것을 싫어한다. 싫어한다는 것은 싫어하는 음식으로 치료할 수 있다는 말이다.

뜨거운 열을 내는 고추, 생강, 마늘, 양파 등과, 쓴맛을 내는 쑥, 인삼, 도라지, 오가피 등과, 신맛을 내는 식초, 신 김치, 오미자, 자두 등과, 짠맛을 내는 함초, 미역, 다시마, 멸치, 천일염(죽염) 등으로 암세포를 죽일 수 있다.
결국 암(癌)은 먹을 것, 못 먹을 것들을 너무 많이, 마구 먹어서 생긴 병이므로, 음식으로 충분히 치료할 수 있음을 명심해야 한다.

암(癌)은 세 개의 입으로 산처럼 너무 많이 먹어서 생긴 병이란 뜻을 가지고 있으며, 농약과 화학비료, 중금속과 방부제, 표백제와 살충제 등에 오염된 식품들을 너무 많이 먹어서 발생한 것이기도 하고, 진통제, 소화제, 비타민 등 항생제와 영양제를 너무 많이 먹어서 발생한 것이기도 하며, 오염된 공기와 오염된 물로 인한 독소가 몸 안에 많이 쌓여서 발생하기도 한다.

대개의 사람들은 먹는 것으로 스트레스를 푸는데, 과자나 빵, 탄산음료나 커피 등 당분이 많은 음식이나 음료수를 너무 많이, 자주 먹어서 생긴 병이 바로 암이요 당뇨인 것이다.
사람이 스트레스를 받게 되면, 심장에서 열이 발생하여 우리의 뇌(머리)를 익히며, 아울러 오장육부를 무기력하게 만든다.

암센터에서 암환자들을 돌보는 자원봉사자들이 하는 말을 들어 보면, 암보다 더 무서운 병이 숨어 있다고 한다.
그것은 다름 아닌, 감사할 줄을 모르는 병이라고 한다.

결국 암은 원망병이요, 불신병이요, 미움병이요, 불평불만병이요, 분노의 마음이 쌓이고 쌓여서 생겨난 병인 것이다.
모든 질병을 치료하고 건강하게 사는 비결은

첫째, 매일매일 잘 먹고 잘 배출해서 오장육부를 건강하게 하는 것이요,

둘째, 매일매일 땀이 흐르도록(땀이 나는 정도로는 부족하다) 운동이나 일을 해서 근육의 힘을 기르는 것이며,

셋째, 매일매일 즐겁게 살아서 긍정의 힘을 기르는 것이다. 마음을 건강하게 하는 것이다.

넷째는 자연으로 돌아가서 원시인으로 사는 것인데, 자연의 섭리를 따라 자연과 하나 되어 자연의 변화 속에서 자연스럽게 잘 순응하면 몸과 마음이 따라서 건강할 것이다.

장수를 위한 다섯 가지 원칙

장수하기 위한 다섯 가지 원칙을 한번 알아보자.

첫째, 소식(小食)을 하라.
현재의 1/3로도 충분하다. 그 나머지는 오히려 병을 키운다.

둘째, 통째로 먹어라.
머리부터 꽁지까지 통째로 먹어라. 멸치, 새우 등을 통째로 먹어야 한다.
생선에서는 내장의 쓴 맛이 약이다. 뼈가 약이요, 껍질이 약이다.

셋째, 생식(生食)을 하라.
살아있는 음식물을 먹어라. 생식은 각종 질환의 예방약이다. 생식은 피부를 탄력 있게 만드는 미용약이다.

넷째, 제철 야채를 먹어라.
비닐하우스에서 재배한 채소는 영양가가 떨어진다. 땅 위에서 태양빛을 직접 받은 채소를 먹어라. 제철 야채를 골고루 생으로 먹어라. 제철에 꼭 필요한 보약들이다.

특히 봄에는 신 것들을 많이 먹어야 한다. 신 음식은 근육과 피부에 생기를 불어 넣는다(신김치, 식초, 신과일 등).
여름에는 쓴 것(쑥갓, 상추 등)을 많이 먹어라. 쓴맛은 뼈를 튼튼하게 해 준다.
가을에는 매운 것(생강, 고추 등)을 많이 먹어라. 기(氣, 기운)를 충실하게 하며, 폐의 기능을 강화시켜 준다.
겨울에는 짠 음식(천일염, 볶은 소금, 죽염으로 간한 음식)을 많이 먹어라. 혈액(피)을 깨끗하게 해준다.

다섯째, 조식(粗食, 거친 음식)을 하라.
소박하고, 거칠고, 딱딱한 음식을 먹어라. 부드러운 부분의 채소보다 딱딱한 부분의 채소(현미, 통보리, 통밀 등)를 많이 먹어라. 껍질째로 많이 먹어라.
조식(거친 음식, 딱딱한 음식)은 치아를 강하게 하고, 위장의 기능을 높여주며, 장의 기능을 강화시켜 준다.

조선왕조의 왕들은 평균 수명이 약 40세이다. 의사(어의)도 있고, 비서(상궁)도 있고, 최고의 요리사들이 있어 늘 호의호식했지만 왜 그렇게 단명한 것일까?
운동 부족과 스트레스, 영양 과다 섭취 때문이다.

우리는 지금 너무 많이, 너무 잘 먹고 산다. 그런데도 왜 그렇게 아픈 것일까? 왜 그렇게 많은 약들이 있을까?

우리가 오래도록 건강하게 잘 살고 싶다면, 저칼로리 식품들을 오래 씹어서 많이 먹고, 자급자족하여 먹고, 자연수(自然水)를 음료수(물)로 먹고, 같은 식생활을 오래도록 유지하고, 밭이나 논, 산에서 생산된 식량을 바로 조리해서 먹고, 콩과 과일 등을 껍질째 먹고, 꾸준한 노동이나 운동을 해야 한다.

자연으로 돌아가라. 원시적인 삶으로 되돌아가라. 그리하면 건강할 것이다. 그리하면 행복할 것이다.

● Chapter **12**

오장육부가 운명을 좌우한다

우리 오장육부의 오장은 모두 다 음(陰)의 장기로, 간과 심장과 췌장과 폐와 신장을 말하고, 육부란 모두 다 양(陽)의 장기로, 담과 소장과 위와 대장과 방광과 삼초를 말한다. 육장이란 오장에 심포를 추가하여 육장육부라 한다.

우리 몸의 육장육부란

1. 간은 나무(木)의 성질로, 담과 표리관계에 있다.
   간은 푸른색(靑)을 띠며, 눈(目)과 관련이 있다.

간은 죽은 나무처럼 딱딱하거나 굳게 되면, 그 기능이 떨어진다. 간은 탄소동화작용을 하는 여린 새 나뭇잎처럼 부드러워야 건강하다.

간은 100가지 이상의 식물을 통해서 얻어진 각종 영양분들을 고루 잘 흡수하고 잘 저장한다.
원숭이는 200가지 이상의 영양분을 골고루 섭취한다고 한다.

2. 심장은 불(火)의 성질로, 소장과 표리관계에 있다.
   심장은 붉은 색(赤)을 띠며, 혀(舌)와 관련이 있다.

심장은 충분한 공기와 깨끗한 혈액으로 불을 잘 지펴야 오장육부가 건강하고 튼튼하다. 그리고 항상 36.5℃의 온도를 잘 유지해야 한다.
온도가 높으면 혈압이 높아지고, 온도가 낮으면 혈압이 떨어지기 때문이다.

3. 췌장은 흙(土)의 성질로, 위와 표리관계에 있다.
   췌장은 황금색(黃)을 띠며, 입술(脣-순)과 관련이 있다.

췌장은 몸에 수분(물기운)이 부족하거나, 몸이 너무 차가우면, 그 기능이 떨어진다.

우리의 몸은 흙의 성분으로 구성되어 있기 때문에, 췌장이 건강해야 우리의 몸도 따라서 건강하고, 오장육부도 건강하다.

4. 폐는 쇠(金)의 성질로, 대장과 표리관계에 있다.
   폐는 백색(白)을 띠며, 코(鼻)와 관련이 있다.

사람의 목소리에서 쇳소리가 나거나 나무소리가 나게 되면, 폐의 기능에 이상이 생긴 것이다.

우리의 몸 안에 산소가 충분해야 뼈와 근육이 쇠처럼 튼튼해지고, 산소가 온 몸에 골고루 잘 나누어지게 된다.
뼈와 근육 속에 산소가 충분히 저장되도록 하면, 건강하게 잘 살 수 있다.

5. 신장은 물(水)의 성질로, 방광과 표리관계에 있다.
   신장은 검정색(黑)을 띠며, 귀(耳)와 관련이 있다.

몸 안에 지방이 너무 많거나, 물이 부족하면 불안하고 우울해진다.

우리의 몸 안에 70%의 깨끗한 물이 항상 충분해야 우리의 오장육부가 행복해진다.

6. 심포는 마음가짐(心)으로, 삼초와 표리관계에 있다.
   심포는 우리의 마음, 뜻하는 것으로, 우리의 몸과 마음과 생활을 좌우하고 있다. 때문에 일체유심조(一切唯心造)의 이치를 깨달아야 한다.

우리의 마음이 항상 편안하고 평화로워야 건강과 행복이 찾아온다.

한 마음이 들어서 췌장과 위를 상하게 하고, 소장과 대장을 아프게 하며, 신간을 불편하게 하고, 심폐의 기능을 떨어뜨리며, 소변(방광)을 자주 보게 하고, 용기(담)가 없어지며, 삶(삼초)의 의욕을 떨어뜨린다.

* 육장육부와 하루 24시간

하루 24시간 동안에 우리의 육장육부가 자신의 역할을 충실하게 잘해 주어야 건강하고 행복하게 잘 살 수가 있다.

1. 폐의 기능은 오전 인(寅:동북쪽-호랑이)시인 3시 30분에서 5시 30분 사이에 새롭게 시작하므로, 이때 숨공부인 참선이나 기도, 명상을 하게 되면 좋다.

2. 대장의 기능은 묘(卯:정동쪽-토끼)시인 5시 30분에서 7시 30분 사이에 활발하므로 떠오르는 태양의 기운과 더불어 배변을 하면 좋다.
대변은 1박2일 안에 보는 것이 이상적이므로, 만일 그렇지 못하다면 병을 의심해 보아야 한다.

3. 위의 기능은 진(辰:동남쪽-용)시인 7시 30분에서 9시

30분 사이에 활발하므로 이 시간에 밥을 먹으면 좋고, 배변을 잘한 후에 식사를 하면 더욱 좋다.
아침을 먹는 습관이 건강을 좌우한다.

우리가 용을 쓰고 살려면, 반드시 먹어야 하는데, 우리의 먹거리와 음식들이 모두 용(龍)이요, 일을 통하여 얻어진 성취감들이 용의 여의주(如意株)다.

4. 췌장은 사(巳:남동쪽-뱀)시인 9시 30분에서 11시 30분 사이에 소화액 등 각종 호르몬 분비가 가장 활발하며 위를 통과한 음식물을 소화시킨다.
뱀은 먹이를 먹게 되면, 또아리를 틀고, 햇빛을 받아야 소화를 시킬 수 있다.

5. 심장은 오(午:정남쪽-말)시인 11시 30분에서 1시 30분 사이에 혈액순환이 가장 활발하며, 폐를 통하여 들어온 산소를 온몸 구석구석으로 운반한다.

6. 소장은 미(未:남서쪽-양)시인 1시 30분에서 3시 30분 사이에 소화흡수를 가장 많이 하게 되므로, 아침 식사를 거르지 않는 것이 건강하게 사는 비결이 된다.
그리고 골고루 잘 먹는 것이 중요하다.

7. 방광은 신(申:서남쪽-원숭이)시인 3시 30분에서 5시 30

분 사이에 가장 많은 소변을 배출하며, 더러워진 몸속 노폐물을 밖으로 내보내는 기능을 한다.

8. 신장은 유(酉:정서쪽-닭)시인 5시 30분에서 7시 30분 사이에 맑고 깨끗한 물을 가장 많이 필요로 한다.

9. 심포경은 술(戌:서북쪽-개)시인 7시 30분에서 9시 30분 사이에 마음의 안정을 가장 필요로 한다.
 충분한 휴식으로 심신의 이완이 필요하다.

10. 삼초경은 해(亥:북서쪽-돼지)시인 9시 30분에서 11시 30분 사이에 심신의 조화와 안정을 필요로 한다.
몸과 마음의 안정을 위해, 잠을 청하게 되면, 건강의 지름길이 된다.

11. 담경은 자(子:정북쪽-쥐)시인 11시 30분에서 1시 30분 사이에 곳간을 청소하고, 담즙을 대장으로 보내서 곳간을 새롭게 채울 준비를 마치게 된다.
가장 춥고 어두울 때 가장 은밀한 청소 작업이 이루어진다.

12. 간경은 축(丑:북동쪽-소)시인 1시 30분에서 3시 30분 사이에 간(곳간)에 새로운 영양분과 깨끗한 피를 잘 저장해 둔다.
그리하여 새로운 출발을 준비하는 것이다.

사람은 누구나 다 하루 24시간 속에서 해와 달과 별들의 변화와 더불어 살아간다.
때문에 하루가 우주요, 밤과 낮이 우주의 변화이다.
지구상의 사람과 짐승들은 태양을 중심으로, 밝았다(동쪽) 어두웠다(서쪽) 따뜻했다(남쪽) 추웠다(북쪽)하는 변화 속에서 먹고 싸고 번식하면서 살아간다.
또한 밝으면 일어나 활동하고, 따뜻하면 먹고 운동하며, 어두우면 쉬고 잠자리에 들며, 누우면 살기 위해 숨거나 죽은 듯이 활동을 멈추게 된다.
때문에 우리의 몸은 음양오행으로 작은 우주(소우주:小宇宙)요, 우주, 그 자체이다.

사람은 우주의 변화와 자연의 섭리를 따라서 함께 잘 살아가야 건강하고 행복하게 잘 살 수가 있다.

우리의 오장육부는 자연이 베풀어준 먹거리로 살아가기 때문에, 제철 먹거리를 충분히 먹고, 잘 사는 것이 참으로 잘 사는 것이 된다.

우리가 알고 있는 사주(四柱)란 생년월일시(生年月日時)인 태어난 해(年)와 달(月)과 일(日)과 시(時)가 아니라, 나와 나의 오장육부와 지구와 태양과의 관계를 동서남북의 방향과 시간대별(時間大別)로, 글을 모르는 사람들에게 동물들의 특징과 특성을 들어 알려주었던 것이다.

결국 사주팔자(四柱八字)란 태어난 생년월일시와 태어난 해의 동물 띠에 따라 우리의 운명이 좌우되는 것이 아니라, 우리의 건강과 행복은 스스로의 노력에 달려 있음을 말한 것이다.

우리의 오장육부가 우리의 운명을 좌우한다.
건강한 몸과 마음이 우리의 인생을 아름답게 가꾸어 간다.
우리의 건강이 최고의 보배요 재산이다.

사람들은 집안 짐승들과 들짐승들, 산짐승들과 함께 더불어 살아간다.
자연이 준 먹거리들을 함께 나누며 살아간다.
우주 안에서 서로가 건강하고 행복하게 잘 살아가야 한다.

우리 스스로가 우리의 운명을 만들어 가는 것이다.
해와 달과 별들과 자연과 세상 만물과 더불어 함께 만들어 가는 것이다.
천상천하(天上天下)의 유아독존(唯我獨存)으로 가꾸어 가는 것이다.
자기의 조물주는 자기 자신이다.

제 6 장

태식호흡과
반야심경 · 천부경 ·
옥추경 · 천지창조
이야기

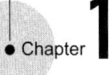

반야심경 이야기

1. 불(佛)을 밝히면 모두가 부처가 된다

우리의 본성(本性)에 불(佛) 밝히면 참 나가 드러난다.
우리의 자성(自性)에 불(佛) 밝히면 부처가 보인다.
우리의 신성(神性)에 불(佛) 밝히면 신선(神仙)이 나타난다.
우리의 덕성(德性)에 불(佛)을 밝히면 불보살이 된다.

우리의 혼불(魂佛)이 빛나면 영혼이 아름답다. 양심이 살아난다. 행복이 커간다. 평화가 온다.
우리의 마음속에 불(佛)이 켜지면 부처가 되고, 불(佛)이 꺼지면 중생이 된다.
우리의 마음속에 불(佛)이 빛나면 지혜광명이 나타나고, 불(佛)이 어두우면 무명 번뇌가 판을 친다.
자성광명 불(佛)을 밝혀라. 모두가 부처로다.

세상만물이 춤을 춘다. 지상낙원이 펼쳐진다. 극락세계가 이룩된다.

우리의 혼불을 어떻게 밝힐 것인가? 우리의 혼불은 어떻게 해야 꺼지지 않을까?
우리의 몸 어디에 혼불을 밝힐 것인가?

우리의 심지(心志, 心地)는 명문단전이다.
들숨(吸, 흡입, 吸入)과 날숨(呼, 呼出 호출)으로 우리의 숨은 명문단전이 철주(鐵柱)의 중심이 되게 해야 하며, 명문단전(丹田)에 이르게 해야 한다.

의식과 기운과 마음과 호흡이 명문단전에 주(住)하도록 하면, 혼불이 살고, 부처가 나타나고, 불보살이 되어 간다.

명문단전에 불씨가 살고, 명문단전에 불이 밝혀지면 참 나가 보인다. 참 부처가 나타난다.
우리의 명문단전에 불(佛)을 밝히면 모두가 다 부처로 보인다.
일마다 불공(佛供)이 된다. 세상이 온통 낙원이 된다.
부처와 불보살과 중생이 따로 없다.
누구나 다 불(佛, 깨달음)을 밝혀 부처님으로 살면, 부처가 된다.
누구나 다 보시공덕(布施功德)을 두터이 잘 쌓으면 불보살이 된다.

2. 우주는 빛이다

우주는 열 가지의 빛으로 가득 차 있다.
빛은 만물의 근원이다.
우주는 크게 열 가지의 색과 빛으로 구성되어 있다.
열 가지의 색은 무색(0)과 흰색(1), 빨간색(2)과 주황색(3), 노랑색(4)과 초록색(5), 파랑색(6)과 남색(7), 보라색(8)과 검정색(9)으로, 우주만유요, 삼라만상이요, 시방세계다.

열 가지의 색과 빛은 낮과 밤의 색깔이요, 밝음과 어둠의 색깔이요, 우주의 색이요 빛이다.
1, 2, 3, 4, 5, 6, 7, 8, 9, 10의 숫자는 우주요, 우주의 변화요, 우주의 진리이다.

색과 빛과 숫자는 만물의 근원이요, 만물의 변화요, 우주의 성주괴공이요, 만물의 생로병사요, 유와 무의 세계요, 색(色)과 공(空)의 세계다.

우주와 진리와 道란 있다면 있고, 없다면 없고, 있을 수도 있고, 없을 수도 있다.
우주와 진리와 道란 끊임없이 변화한다. 고정된 것은 죽은 것이요, 살아 움직이는 것은 산 것이요. 그래서 살아있는가 하면 죽고, 죽었는가 하면 다시 살고 하면서 끊임없이 변화한다.
색은 공으로, 공은 색으로, 돌고 돌아 색과 공이 둘이 아니요, 색과 공이 서로서로 끊임없이 변화한다.
여기에서 색은 나타난 현상세계요, 눈에 보이는 유의 세계다.
공은 숨어서 보이지 않는 세계요, 우리의 육안으로는 볼 수 없는 아주 빠른 속도로 변화하는 변화의 세계다. 그래서 있다고 영원히 있고, 없다고 아주 없어지는 것이 아니라, 색과 공이 서로서로 끊임없이 변화하면서 나타나 보이기도 하고, 없는 듯 사라지기도 하는 것이다.

나타남과 사라짐은 둘이 아니요, 다른 세계도 아니다. 하나의 변화일 뿐이다.
색과 공이 그렇고, 유와 무가 그렇고, 음과 양이 그렇고, 생과 멸이 그렇다할 것이다.

생함도 없고 멸함도 없다는 것은 道의 본질(本質)을 말한 것으로, 道의 근원(根源)에서 보면
항상 변하고 움직이고 있기 때문에 변하는 것만 있을 뿐 생하고 멸하는 것도 없는 것이다.
또한 그리 중요하지도 않다.
그래서 태어남이다, 병듦이다, 늙음이다, 죽음이다, 색이다

공이다, 유다 무다, 생이다 멸이다 말할 수가 없다. 그래서 불생불멸인 것이다.
끊임없이 변화하고 있어서 생은 사로, 사는 생으로 돌고 돌며, 시작도 끝도, 생함도 멸함도 없는 것이다.

3. 석가모니는 왜 부처님인가?

우주만유의 본원(本源)은 우주의 빛이요, 우주만유의 빛으로, 공적영지의 광명을 의미하고, 제불제성(諸佛諸聖)의 심인(心印)은 모든 성자철인들의 깨달음으로 지혜의 광명을 말하며, 일체중생의 본성(本性)은 우리 생명의 본질로 자성광명이다.

우리 선조들은 공적영지의 광명과 지혜광명과 자성광명을 천지신명(天地神明)이라 했다.
신명(神明)이란 광명(光明)으로, 빛신(神)과 빛광(光)은 같은 의미이다.

광명이란 우주의 빛으로, 존재론적 의미가 깊어 있고, 신명이란 신격화(神格化)한 존재로 인식되고 있으나, 같은 의미로 볼 수 있다.

반야심경에서 말하는 지혜광명은 일체중생의 본성과 제불

제성의 심인과 우주만유의 본원을 의미한다.

석가모니(釋迦牟尼 Sākyamuni, BC 623~544) 부처님께서는 우주의 진리를 크게 깨친 위대한 성자이며, 대자대비하신 부처님이요, 지혜롭고 자비로운 불보살로, 세상의 존경과 추앙을 받는 분이다.

부처(Buddha)란 진리를 크게 깨달은 사람이란 뜻으로, 예수 그리스도(Jesus Christ, 구세주)의 그리스도란 말과 어원이 같다.
불교(Buddhism)라는 말과 그리스도교(Christ)라는 말은 같은 의미이며, 석가모니와 예수님의 깨달음을 가르치는 종교라는 말이다.
때문에 진리를 크게 깨달은 인간 석가모니를 부처님이라고 부르는 것이다.
그래서 제불제성이 모두가 다 부처님이요, 그리스도이다. 동양의 성자철인들은 부처님이요, 서양의 성자철인들은 그리스도인 것이다.

지금까지의 모든 부처님과 모든 성인들은 모두가 다 신격(神格)과 신품(神品)을 갖춘 부처님이요, 그리스도이다.

반야심경은 석가모니의 법문이요, 석가모니의 마음이요, 석가모니의 깨달음이다.

석가모니는 지혜광명을 크게 깨닫고, 지혜광명을 크게 실천한 위대한 성자(聖者)요, 큰 道人이다.
그래서 부처(Buddha)라 한 것이다.

석가모니 부처님께서는 무상대도(아뇩다라삼막삼보리)인 지혜광명(반야바라밀)을 원만히 깨달으신 대자대비하신 불보살이요, 구도자요, 수행자다.

석가모니 부처님께서는 불상(佛像)을 믿고 의지하라고 하신 것이 아니라, 지혜광명인 진리(道)를 믿고 깨치라 하셨다.
때문에 반야심경을 통하여 석가모니의 마음을 읽고, 석가모니의 깨달음을 닦고 깨쳐야 한다.
만일 그렇지 못하다면 그냥 주문(呪文)이요, 그냥 문자요, 그냥 기도문일 뿐이다.

4. 인과를 깨치면, 모두가 부처님

자기 자신의 구원은 스스로 하는 것이다. 누가 대신해 주지 않는다.
남이 대신해 주는 법이 없다.
99%, 100%를 스스로의 땀과 정성과 노력으로 하는 것이다.
석가모니께서는 어머니 태중(胎中)에서 중생제도(衆生濟度)

하기를 마치셨다 하였는데, 그것이 무슨 뜻일까?

어머니 태중이란 새로운 탄생이요, 새로운 출발이다.

숨이 숨어 있는 죽은 영혼의 석가모니께서 목숨이 살아 숨쉬는 새로운 석가모니로 태어났다는 뜻이다.
또한 명문단전을 통하여 태식호흡(태아호흡)을 하라는 뜻이요, 태식호흡으로 스스로를 구원하라는 의미이다.

석가모니께서는 스스로 자신의 부모를 선택하였고, 스스로의 구원을 마치셨다.

우주 안에서 지구처럼 아름답고 살기좋은 별이 있을까?

지구마을이 바로 도솔천(兜率天)이요, 우리의 고향이 바로 지상낙원이다.
우리의 몸이 바로 천당(몸집)이요, 궁전(부처의 집)이다.

사람은 누구나 다 성씨(姓氏)가 있다.
왕궁가의 성씨든, 빈민가의 성씨든, 재벌가의 성씨든, 누구나 다 성씨를 가지고 살아간다.
다음 생의 성씨를 미리 정할 수 있다면, 얼마나 좋을까?
석가모니 부처님께서는 도솔천을 떠나지 아니하고, 이미 왕궁가에 내리시며 모태 중에서 중생제도 하기를 마치셨다.

석가모니 부처님께서는 살아 생전에 자기 성씨를 정하셨고, 태식호흡으로 자기 구원을 마치셨다. 삼세인과를 깨치신 것이다. 부처님이 되신 것이다.

하나님께서는 사람을 만들 때, 자신의 모습처럼 만드셨다. 이것은 우주의 진리를 깨쳐서 참 사람이 되라는 의미요, 삼세인과(三世因果)인 전생의 나와 금생의 나와 내생의 내가 하나인 하나님 자리를 깨치라는 말이다. 하나님으로 살라는 말이다.

하나님 자리를 깨쳐 하나님으로 살면, 누구나 다 하나님이다.

우리의 목숨은 영원하다. 스스로가 무량수불(無量壽佛)인 것이다.

우리의 목숨은 영혼으로, 영혼은 목숨으로, 끊임없이 변화하면서 영원히 살아간다.

스스로가 스스로를 구원하면서 끊임없이 정신수양을 하는 것이다.
스스로의 영혼을 아름답게 가꾸면서 영원히 살아가는 것이다.

우리의 숨이 곧 영혼이요, 사람이 하늘이다.
자기 자신 섬기기를 하늘같이 하라.
스스로가 하늘이 되면, 스스로가 스스로를 구원하리라.

자기 목숨 섬기기를 하늘같이 하라. 그리하면 자기 구원의 길이 열리리라.

우리의 목숨이 영원히 살게 하려면, 목숨이 끊어지는 순간 바로 태어나게 하라.

죽는 순간 바로 새 몸을 받고 보면, 삶과 죽음이 하나요, 살아 숨쉬는 목숨의 나와 목숨의 숨이 숨어있는 영혼의 나가 하나가 된다.

헌옷을 벗어버리고 바로 새옷을 갈아 입듯, 영생(永生)을 하는 것이다. 영원히 살게 되는 것이다.

그래서 생(生)과 사(死)가 하나요, 불생불멸(不生不滅) 하는 것이요, 일시무시일(一始無始一), 일종무종일(一終無終一)이 되는 것이다.
사람이 바로 하나님이요, 하나의 님(몸)인 것이다.

전생(前生)의 나와 금생(今生)의 나와 내생(來生)의 내가 하나인 하나님 자리를 알면, 부처가 된다.

삼세인과(三世因果)를 깨치면, 누구나 다 부처가 된다.

자기 자신이 바로 하나님이요, 부처인 것을 알면, 스스로가 자기 구원을 마쳤다 하리라.

5. 서방정토(西方淨土)는 어디일까?

불교에서는 정신수양 공부로, 염불(念佛)과 좌선(坐禪, 參禪)을 하고 있는데, 염불이란 아미타불(阿彌陀佛)의 명호(名號)인 나무아미타불(南無阿彌陀佛)을 일심(一心)으로 부르면서, 천만(千萬)가지로 흩어진 생각들을 청정일념(淸淨一念)으로 만드는 공부를 말한다.

염불공부란 우리 내면의 자성불(自性佛)인 아미타불을 일깨우는 공부요, 아미타불을 관(觀)하는 공부요, 아미타불과 합일(合一)하는 공부다.

염불은 자기 불공(佛供)으로, 나무아미타불을 부르면서 자기 내면의 부처님과 하나가 되는 것으로, 자기 부처님을 친견하게 되면, 염불을 멈추고 자기 부처님과 함께 숨을 쉬어야 한다. 그리하면 불공이 된다. 자기 부처님과 함께 살게 된다. 부처가 된다.

우리의 영혼은 영원하기 때문에, 우리 자신이 무량수불이
요, 아미타불이다.
우리의 자성에 무명번뇌와 어리석음으로 불(佛)이 꺼져 있
으면 중생이요, 우리의 자성에 지혜광명으로 불이 켜져 있
으면, 아미타불이요 부처인 것이다.

아미타불(無量壽佛 무량수불)은 서방정토 극락세계에 머물
면서 설법을 하는 부처님이다.
여기에서 말하는 서방정토(西方淨土) 극락세계란 서쪽(西
方)나라의 고요한 땅이요, 서쪽의 고요하고 안락한 극락세
계요, 아미타불이 머무는 곳이다.

서방정토란 아미타불의 극락세계로 무량수불(無量壽佛)을
의미하며, 무량수불이란 불생불멸(不生不滅)의 道를 깨치신
부처님이다.
무량수불이란 우리 생명의 근원인 영혼이 영원하다는 뜻이
요, 끊임없는 정신 수양으로 우리의 영혼이 아름답게 빛나
도록 하라는 뜻이요, 언제 어디서나 우리의 영혼이 지혜의
광명으로 늘 깨어 있으라는 말이다.

서쪽은 해가 지는 어둠의 밤이요, 침묵(沈默, 入定, 禪定)으
로 나가대정(那伽大定, 큰 정)에 들라는 의미이다.
다시 말해서 끊임없는 선정(禪定) 공부로 지혜광명을 크게
밝혀 원만한 부처를 이루라는 말이다.

때문에 우리의 잠자리가 서방정토요, 잠자리에서 살아 있으되 살아 숨 쉬는 것을 잊고 잠자는 시간이 바로 극락세계인 것이다.

어둠의 잠자리가 서방정토요, 나가대정이 극락세계인 것이다.
한밤중에 살아 숨 쉬고 있으되, 죽은 듯이 고요하게 살아 숨 쉬는 입정(入定)의 세계를 말한다.

우리의 의식과 기운과 마음과 생각들과 호흡이 멈추는 시간인 밤의 잠자는 시간(잠자리)으로, 걱정도 괴로움도 꿈도 사라진 평화 안락한 낙원세계를 말한다.

우리가 서방정토 극락세계를 그토록 꿈꾸고 갈망하는 것은, 어쩌면 언제 어디서나 우리 본래의 참 모습인 깨어있는 마음으로 잘 살라는 의미가 아닐까 싶다.

잘 먹고, 잘 배출하고, 잘 자고, 잘 일어나서, 일 잘하며 즐겁게 잘 사는 것이 서방정토 극락세계의 주인공들이 해야 할 일들이다.
우리 몸속 수억 만 개의 세포 생명체와 몸속 육장육부들이 '아! 참 행복합니다'라고 한다면 참으로 행복한 사람일 것이다.

또한 우리 일상생활 속에서 만나는 인연들마다 '참, 행복합니다!', '행복하세요!'라고 인사한다면 참으로 살기 좋은 세상일 것이다.

불(佛)이 켜져 있으면 누구나 다 부처다.
부처 불(佛)자는 깨달을 각(覺)자로, 우주의 진리를 크게 깨달아 우주와 더불어 자연스럽게 잘 살면, 누구나 다 부처요, 부처님이다.

깨달음의 마음으로 살고, 지혜광명으로 살면, 불보살의 삶을 살 수가 있다. 참으로 좋은 사람들이 될 것이다. 참으로 살기 좋은 세상이 될 것이다.

6. 반야심경 이야기

반야심경은 석가모니 부처님께서 깨치신 道의 본질(本質)을 기록한 경전이요, 깨달음의 내용인 지혜광명(智慧光明)을 설명한 말씀들로 이루어져 있다.

지혜광명이란 반야바라밀(般若波羅蜜)로, 육바라밀(六波羅蜜) 중 지혜바라밀을 말하며, 지혜바라밀을 부처님 당시의 언어로 설명한 것이다.

반야심경은 텅 빈 공(空)의 세계, 가득 찬 현상 세계, 끊임없이 변화하는 세계를 설(說)하고 있다.

텅빈 무(無)의 세계는 텅빈 공(空)의 진리요, 아무 것도 없는 텅 빈 공의 세계는 가득 찬 진공(眞空)의 세계로, 아주 빠른 속도로 끊임없이 움직이면서 변화하기 때문에 아무것도 없는 공(空)인 것 같지만, 실제로는 가득 찬 텅 빔(眞空)인 것이다.

우리가 말하는 道란 한순간도 멈추거나 고정됨이 없이 끊임없이 변화하면서 움직인다(動).

변하는 것은 산 道요, 고정된 것은 죽은 道다. 참된 道란 한순간도 머물지 않는다. 끊임없이 움직이며 변화한다.
때문에 道란 끊임없이 변(變)하는 진리로, 끊임없이 변한다고 하는 것은 변함이 없는 것이며, 변한다고 하는 것은 영원한 것이다.

반야심경은 변한다고 하는 것은 영원한 것이며, 아무것도 없는 텅 빈 것 같이 가득 찬 가운데 끊임없이 변화하는 진리의 세계를 말하고 있다.
텅 빈 것은 가득 찬 것이요, 텅 빈 가운데 가득 찬 상태에서 끊임없이 변화하는 것은 영원하다.

만물의 근원은 빛이다. 밝음의 빛과 어둠의 빛으로 낮과 밤이 구분되고, 밤과 낮의 변화 속에서 밝음과 어둠과 따뜻함과 차가움이 생겨나서 풍운우로상설과 춘하추동을 낳고, 만물의 생로병사를 따라 끊임없이 변화한다.

이러한 변화는 열 가지의 색과 빛으로 나타난다.

우선 무지개 색깔인 빨강, 주황, 노랑, 초록, 파랑, 남색, 보라색이 있고, 여기에 흰색과 검정색, 무색(無色)이 있다.
10가지 색은 곧 우주를 말한 것이요, 우주의 변화로 우주만유(宇宙萬有)요, 삼라만상(森羅萬象)이요, 시방세계(十方世界)다.

색(色)은 빛(光)으로 세상만물은 저마다의 빛과 색이 있으며, 색과 빛의 변화가 바로 우주의 변화요, 세상만물의 변화이며, 만물의 생로병사를 말한 것이다.

그래서 반야심경에서는 '색즉시공(色卽是空)이요, 공즉시색(空卽是色)이며, 색불이공(色不異空)이요, 공불이색(空不異色)이니라. 때문에 불생불멸(不生不滅)이요, 불구부정(不垢不淨)이요, 부증불감(不增不減)이니라.'라고 했다.
자비제일(慈悲第一)의 관세음보살(觀世音菩薩)이 무상대도(無上大道)를 깊이 수행할 때, 몸과 마음이 모두 텅 비었음을 깨닫고는 모든 분별과 집착과 의혹으로부터 완전히 벗어날 수 있었도다.

지혜제일(智慧第一)의 사리불(舍利佛)이여!
나타난 현상 세계는 모두가 다 텅 빈 무의 세계와 다르지 않고, 텅 빈 무의 세계는 나타난 현상 세계와 다르지 않나니, 나타난 있음의 세계는 텅빈 무의 세계요, 없음은 곧 있음과 같으니라. 우리의 몸과 마음도 또한 이와 같으니라.

수행자들이여!
이 모든 현상의 본질은 시작도 끝도 낳음도 멸함도 없으며, 더러움도 깨끗함도 늘어남도 줄어듦도 없느니라.
그러므로 진리와 道의 본질 속에는 있음도 없고, 없음도 없고, 유도 아니요, 무도 아니며, 몸도 없고, 마음도 없고, 남자도 없고, 여자도 없고, 사람도 짐승도 없느니라.
눈과 코와 귀와 입과 몸과 마음도 없으며, 빛과 소리와 냄새와 맛과 감촉과 욕망도 없으며, 사심잡념과 번뇌망상도 없고, 성품이다 성불이다 부처다 중생이다 하는 것도 없느니라.
무명(無明)도 없으며, 어리석음도, 지혜로움도, 생로병사도, 윤회도, 영생도 없느니라.
고통과 집착과 해탈도 없으며, 지혜와 광명과 깨달음도 없느니라. 또한 깨달음의 성취도 없고, 깨닫지 못한 아쉬움도 없느니라.
그러므로 참다운 수행자는 오직 자성광명과 지혜광명인 반야바라밀다에만 의지할 뿐이다.

자성광명이란 깨달음이요, 지혜광명이란 우주의 근원을 의미한다.
그러므로 그 마음이 어느 것에도 걸리지 않고, 막힘이 없으며, 언제나 자유자재하고 여여자연(如如自然)하니라.

우리의 몸과 마음이 어느 것에도 걸리지 않고, 막힘이 없으므로 그 어떤 두려움도 없으며, 그 어떤 유혹과 그 어떤 마장(魔障)으로부터도 완전히 떠났느니라.

과거와 현재와 미래의 모든 수행자와 모든 부처님들께서도 오직 자성광명과 지혜광명에 의지하여 완전한 깨달음을 얻었느니라.
그러므로 알아야 하느니라. 자성광명과 지혜광명은 모든 수행자들의 꿈이자 이상이요, 처음 시작이자 마지막 끝이며, 세상만물의 근원은 모름지기 빛으로, 자성광명이요 지혜광명이니라.
우주만유가 다 빛이요, 삼라만상이 모두 다 빛으로, 이것을 일러 반야바라밀다(般若波羅蜜多)라 하느니라.

그러므로 반야바라밀다는 능히 모든 고통과 욕망으로부터 완전히 벗어나게 하며, 모든 분별심(分別心)과 주착심(住着心)을 완전히 끊고 벗어나게 해서 오직 공적영지(空寂靈知)

의 광명(光明)으로 우주를 밝게 비추느니라.

건너가세 건너가세, 깨달음의 세계로 건너가세. 너도 가고 나도 가고, 모두 모두 어서 어서 빨리 빨리 건너가세.

우리의 몸과 마음으로부터 완전히 벗어나고, 생로병사로부터 완전히 벗어나고, 아상(我相)과 인상(人相)과 중생상(衆生相)과 수자상(壽者相)으로부터도 완전히 벗어나세.
우리 다함께 더 높이 더 멀리 벗어나세. 깨달음이여 영원하라. 수행자들이여 영원하라.

반야심경은 석가모니 부처님의 마음이요, 깨달음이다.
주문(呪文)이 아니므로 반야심경을 지나치게 신성시 한다거나 주문화하면, 반야심경을 죽이는 결과를 초래하고 말 것이다.

반야심경은 어디까지나 道를 구(求)하는 지도(地圖)요, 道를 찾아가는 나침반이다.
수행자들이여! 깨달음에 의지하고 부처님의 지혜광명에 의지하라. 자신의 본성(本性)인 자성광명에 의지하라.

변하는 것은 산 것이요, 고정된 것은 죽은 것이다. 석가모니 부처님의 마음과 깨달음을 고정시키지 말고, 죽이지 말라.

부처님의 깨달음이여! 영원하라.

7. 반야심경(般若心經) 원문

관자재보살(觀自在菩薩)이 행심반야바라밀다시(行深般若蜜多時)에 조견오온개공(照見五蘊皆空)하시고, 도일체고액(度一切苦厄)하셨느니라.

사리자(舍利子)여!
색불이공(色不異空)이요, 공불이색(空不異色)이니, 색즉시공(色卽是空)이요, 공즉시색(空卽是色)이니라. 수상행식(受想行識)도 역부여시(亦復如是)니라.

사리자(舍利子)여!
시제법(是諸法)의 공상(空相)은 불생불멸(不生不滅)이며, 불구부정(不垢不淨)이요, 부증불감(不增不減)이니라.
시고(是故)로 공중(空中)에는 무색(無色)이며, 무수상행식(無受想行識)이니라.

무안이비설신의(無眼耳鼻舌身意)며, 무색성향미촉법(無色聲香味觸法)이며, 무안계(無眼界)며, 내지무의식계(乃至無意識界)니라.

무무명(無無明)이며, 역무무명진(亦無無明盡)이며, 내지무노사(乃至無老死)며, 역무노사진(亦無老死盡)이니라.
무고집멸도(無苦集滅道)며, 무지역무득(無智亦無得)이니라.

이무소득고(以無所得故)로, 보리살타(菩提薩埵)는 의반야바라밀다고(依般若波羅蜜多故)로 심무가애(心無罣碍)니라.

무가애고(無罣碍故)로, 무유공포(無有恐怖)며, 원리전도몽상(遠離顚倒夢想)이며, 구경열반(究竟涅槃)이니라.

삼세제불(三世諸佛)도 의반야바라밀다고(依般若波羅蜜多故)로 득아뇩다라삼막삼보리(得阿耨多羅三藐三菩提)니라.

고지반야바라밀다(故知般若波羅蜜多)는 시대신주(是大神呪)며, 시대명주(是大明呪)며, 시무상주(是無上呪)며, 시무등등주(是無等等呪)니라.

능제일체고(能除一切苦)며, 진실불허(眞實不虛)니, 고(故)로 설반야바라밀다주(說般若波羅蜜多呪) 하느니라.

즉설주왈(卽說呪曰)
아제아제(揭諦揭諦) 바라아제(波羅揭諦) 바라승아제(波羅僧揭諦) 모지(菩提) 사바하(娑婆訶)

※ 당(唐)나라 현장법사(玄奘法師) 역(譯)

8. 반야심경 해석

관자재보살(관세음보살)이 깊은 반야바라밀다를 수행할 때에 오온(五蘊)이 모두 비었음을 그윽히 보시고, 이 모든 고난에서 벗어났느니라.

사리자여!
색(色)은 공(空)과 다르지 않고, 공은 색과 다르지 않나니, 색은 곧 공이요, 공은 곧 색이니라. 수상행식(受想行識)도 이와 같으니라.

사리자여!
이 모든 현상(諸法 제법)의 본질(空相 공상)은 나지도 않으며 멸하지도 않으며, 더럽지도 않으며, 깨끗하지도 않으며, 증가하지도 않으며, 감소하지도 않느니라.
그러므로 그 본질 속에는 색(色)도 없으며, 수상행식도 없느니라.

안이비설신의(眼耳鼻舌身意) 육근(六根)도 없으며, 색성향미촉법(色聲香味觸法) 육경(六境)도 없으며, 안계(眼界)도 없으며, 내지 의식계(意識界) 육식(六識)도 없느니라.

무명(無明)도 없으며, 또한 무명이 다함도 없으며, 내지 노사(老死)도 없으며, 또한 노사의 다함인 십이인연(十二因緣)도 없느니라.
고집멸도(苦集滅道) 사제(四諦)도 없으며, 지(智)인 육바라밀(六波羅蜜)도 없느니라.

깨달음의 성취도 없고, 또한 깨달음의 비성취(非成就)도 없느니라.
그러므로 보살(菩提薩埵)은 오직 반야바라밀다에만 의지하느니라.
그 마음이 어느 것에도 걸림이 없느니라.
마음이 어느 것에도 걸리지 않으므로 두려움이 없으며, 이 모든 미몽(迷夢)으로부터 떠났느니라.

과거, 현재, 그리고 미래의 모든 부처님들도 이 반야바라밀다에 의지했으므로(의지하므로) 완전한 깨달음인 아뇩다라삼먁삼보리(阿耨多羅三藐三菩提)를 얻었느니라(얻을 수 있느니라).
그러므로 알아야 하느니라.
반야바라밀다는 대신주(大神呪)며, 대명주(大明呪)며, 무상주(無上呪)며, 무등등주(無等等呪)라는 사실을 알아야 하느니라.

반야바라밀다는 능히 이 모든 고난을 없애주며 거짓이 없는 진실이니 여기에 반야바라밀다의 주문(呪文)을 설(說)하느니라.

아제아제(揭諦揭諦) 바라아제(波羅揭諦) 바라승아제(波羅僧揭諦) 모지사바하(菩提娑婆訶)

9. 반야심경의 또 다른 이름들

1) 불설마하반야바라밀다심경(佛說摩訶般若波羅蜜多心經)
   인도 및 동남아시아 지방에서 사용한다.

2) 마하반야바라밀다심경(摩訶般若波羅蜜多心經)
   일본에서 주로 사용하는 명칭이다.

3) 반야바라밀다심경(般若波羅蜜多心經)
   중국에서 사용하는 이름으로, 현장법사(玄奘法師)와 법장(法藏), 혜충(慧忠) 등이 사용했다.

4) 반야심경(般若心經)
   우리나라에서 주로 사용, 신라시대(新羅時代)에 원효(元曉)대사께서 사용했다.

5) 심경(心經)

일반적으로 반야심경을 줄여서, 그냥 심경이라고도 한다.

* 반야심경에 쓰인 용어

　· 불설(佛說) : 깨달은 자(覺者)의 말씀

　· 마하(摩訶) : 모든 존재의 원점으로 공(空), 또는 제로(Zero:0)로 끝없이 매우 크다(大)는 의미이다. 마하(摩訶)에서 반야(般若)가 나온다고 봄.

　· 반야(般若) : 무분별지(無分別智)로, 아무것도 없는 곳에서 나오는 지혜를 의미한다. 공적영지(空寂靈知)의 광명(光明)이다.

　· 바라밀다(波羅蜜多) : 완성(完成)으로, 피안에 도달한 지혜의 완성이다.
　· 심(心) : 반야의 지혜를 각득하는데, 가장 기본이 되고, 근본이 되는 원천이다.

　· 경(經) : 계경(契經)의 준말로서, 진리와 계합(契合)한 경이라는 뜻이다.

10. 석가모니와 반야심경

석가모니 부처님께서는 48년 동안 수많은 설법(說法 말씀)을 하셨는데,

  1) 보리수 나무아래서 깨달음을 얻은 후, 21일 동안 깨달음 그 자체를 깊이 명상을 하셨다.
  이것을 언어로 기술해 놓은 것이 화엄경(華嚴經)으로, 화엄종의 경전이다.

  2) 아함경(阿含經)을 12년 동안 설하셨는데, 아함경은 소승불교의 경전으로서, 욕망의 절제 등을 설하고 있다. 고집멸도(苦集滅道) 사제(四諦)와 12연기 법문이 중심을 이루고 있다.

  3) 화엄경과 아함경을 합하여 대방광불화엄경(大方廣佛華嚴經)이라고도 한다.
  4) 방등경(方等經)을 8년 동안 설하셨는데, 방등경은 대승불교의 경전으로서, 연기(緣起)의 법칙(法則)에 대해서 설명하고 있다.

  5) 반야경(般若經)을 21년 동안 설하셨는데, 반야경 600권이 여기에 해당된다. 600권의 골수가 반야심경(260자)이요, 불교 교리의 정수라 하겠다.

6) 법화경(法華經)을 8년 동안 설하셨는데, 일명 묘법연화경(妙法蓮華經)이라고도 한다. 일체중생개유불성(一切衆生皆有佛性)을 설명하고 있으며, 대승불교의 대표적 경전이다.

7) 석가모니 부처님께서는 48년 동안 무량법문을 설하셨으나, 최후에는 한 법도 설한 바 없다고 하셨다. 문자로 된 죽은 경전을 보지 말고, 천지대자연의 산 경전을 보라 하신 것이다.

8) 부처님께서 48년 동안 설하신 수많은 말씀들을 요약하면 다음과 같다.

(1) 남과 더불어 착하게 잘 살라. 선한 사람이 되라. 착하고 선하게 살면 누구나 복을 받는다.
(2) 서로를 시기 질투하고 헐뜯으며 악하게 살지 마라. 어리석음의 무명(無明)에 빠져서 불행해진다.
(3) 부지런히 道를 닦아라. 오래도록 건강하고 행복하고 평화롭게 잘 살려면, 부지런히 道를 닦아서 부처로, 불보살로 진급을 하라.

이것을 다시 요약하면,

불생불멸(不生不滅)의 영원한 진리를 깨쳐라.

생함도 멸함도 없고, 시작도 끝도 없이 끊임없이 변하는 진리를 깨쳐라.

음양상승(陰陽相勝)의 道를 따라 선행자(善行者)는 후일에 상생(相生)의 결과로 건강하고, 행복하고, 평화롭게 되고, 진급을 하며, 악행자는 후일에 상극의 악순환 속에서 고통받고, 불행하고, 괴롭고, 강급을 하게 된다. 때문에 불생불멸의 영원한 道를 씨줄 삼고, 인과응보의 진리를 날줄 삼아서, 원하는 바 불보살의 꿈을 원만히 이루라고 하신 것이다.

11. 불교의 기본교리

모든 성자와 철인들은 지금까지 우주의 진리(道), 자연의 섭리(이치), 세상만물과의 관계, 세상을 사는 지혜, 사람의 도리(道理) 등을 깨우치고 가르쳐 왔는데, 이를 요약하면 불생불멸(不生不滅)의 道요, 인과보응(因果報應)의 이치(理致)이다.
불생불멸의 진리란 색불이공 공불이색(色不異空 空不異色), 유(有)와 무(無)가 다르지 않고, 색즉시공 공즉시색(色卽是空 空卽是色), 유와 무가 하나요. 불구부정 부증불감(不垢不淨 不增不減), 더러움도 없고 깨끗함도 없고, 늘어남도 없고 줄어듦도 없으며, 일시무시일 일종무종일(一始無始

一 一終無終一), 하나로 시작하였으나 그 하나로 시작한 바가 없고, 하나로 마쳤으나 그 하나로 마친 바가 없다는 뜻이다.

우주의 진리는 끊임없이 변화한다. 변화한다고 하는 것은 영원하고 불변하기 때문에 불생불멸인 것이다.
인과보응의 이치란 십이인연법(十二因緣法)으로, 무명의 어리석음으로 살면 고통과 괴로움과 불행이 한량없이 뒤따르고, 지혜의 광명으로 살면 즐거움과 기쁨과 행복이 한량없이 계속되므로, 괴로움의 고해에서 벗어나라는 말이다. 지혜의 광명에 의지하여 부처의 꿈을 이루라는 뜻이다.

행복하게 잘 사는 사람은 현명하게도 행복하게 잘 살 일만 골라서 행하고, 불행하고 고통스럽게 사는 사람은 어리석게도 불행할 일만 골라서 행하여 결국은 악도윤회에서 벗어나지를 못한다는 것이다.

석가모니 부처님께서는 일생동안 삼법인(三法印)과 사성제(四聖諦), 팔정도(八正道)와 십이인연(十二因緣)에 대한 법문을 설(說)하셨다.

삼법인(三法印)은 제행무상(諸行無常), 제법무아(諸法無我), 열반적정(涅槃寂靜)으로, 제행무상(諸行無常)은 인생살이가 어찌 보면 참으로 부질없고 무상한 것이라는 뜻이며, 제법무아(諸法無我)는 인간이 인간을 위해서 만든 법과 제도와 과학문명들이 결국은 인간의 행복과 편리함을 위한 도구(道具)일뿐 참 나의 모습은 아니라는 것이다.
열반적정(涅槃寂靜)은 모든 번뇌가 사라진 상태를 말하는 것으로, 결국 불생불멸의 진리인 열반(Nirvāna, 寂滅, 滅度, 解脫)의 세계에 드는 것이 인생 최고의 행복이요, 참 삶의 길이라는 것이며, 열반적정이 불교 최고의 이상세계다.

사성제(四聖諦)는 고제(苦諦), 집제(集諦), 멸제(滅諦), 도제(道諦)이며, 팔정도(八正道)는 정견(正見), 정사유(正思惟), 정어(正語), 정업(正業), 정명(正命), 정정진(正精進), 정념(正念), 정정(正定)으로, 자세한 내용은 뒷장에서 설명하기로 한다.
십이인연은 무명(無明), 행(行), 식(識), 명색(名色), 육입(六入, 六根), 촉(觸), 수(受), 애(愛), 취(取), 유(有, 業), 생(生), 노사(老死)로서, 자세한 내용은 사정제, 팔정도와 함께 뒷장에서 설명하기로 한다.
불교의 기본교리는 삼법인과 사성제, 팔정도와 십이인연으로, 석가모니 부처님의 깨달음이요, 48년 동안 말씀하신 내용들이다.

반야심경은 부처님께서 48년 동안 말씀하신 깨달음의 내용이 모두 함축되어 있기 때문에 참으로 위대한 경전이며, 신비롭고 경이로운 경전이다.

부처님께서는 불교의 기본교리를 바탕으로 하여 48년 동안 무량법문(無量法門)을 설(說)하셨고, 무량중생(無量衆生)을 제도(濟度)하셨다.

12. 반야심경 본문(本文) 풀이

1) 관자재보살(觀自在菩薩)

석가모니 부처님의 십대 제자 가운데 자비제일의 보살이다. 대자대비관자재보살(大慈大悲觀自在菩薩), 관세음자재보살(觀世音自在菩薩), 관세음(觀世音)보살, 관음보살로도 부른다.
천수천안(千手千眼) 관세음보살로, 천 개의 손과 천 개의 눈을 가진 대자대비하신 불보살이다.
자유자재(自由自在)로 걸림 없이 구원의 손길을 발휘하며, 자각각타(自覺覺他)와 자리이타(自利利他)로 세상을 널리 구원하는 불보살을 말한다.
보살(菩薩)이란 보리살타(菩提薩陀)로 깊은 깨달음을 구하는 구도자(求道者)를 의미한다.
 수행자가 道를 구하고 찾는 것도 중요하지만, 사는 것도 아주 중요하다. 때문에 대자대비로 道를 구하고, 대자대비로 道를 깨닫고, 대자대비로 살아가야 한다.

불보살이란 석가모니 부처님의 큰 깨달음을 얻고자 큰 서원(四弘誓願 사홍서원)을 세우고, 수행에 전념하는 사람을 말한다.

사홍서원(四弘誓願)이란 불보살들의 네 가지 큰 서원으로,

　　(1) 중생무변서원도(衆生無邊誓願度)
　　　　한량없는 중생을 남김없이 다 구원하려는 서원

　　(2) 번뇌무진서원단(煩惱無盡誓願斷)
　　　　한량없는 번뇌를 다 끊겠다는 서원

　　(3) 법문무량서원학(法門無量誓願學)
　　　　한량없는 법문을 다 배우겠다는 서원

　　(4) 불도무상서원성(佛道無上誓願成)
　　　　위 없는 무상불도를 기필코 이루겠다는 네 가지 큰 서원을 말한다.

 2) 행심반야바라밀다시(行深般若波羅蜜多時)

깊은 반야바라밀다를 행한다는 것은 구체적으로 육바라밀(六波羅蜜)을 의미한다.

육바라밀이란 보시바라밀(布施波羅蜜)과, 지계바라밀(持戒波羅蜜)과, 인욕바라밀(忍辱波羅蜜)과, 정진바라밀(精進波羅蜜)과, 선정바라밀(禪定波羅蜜)과, 지혜바라밀(智慧波羅蜜)을 실천하여 생로병사의 경계를 벗어나 열반의 저 언덕에 이르게 하는 실천적인 행위로써, 실질적이고 구체적인 수행(修行)을 의미한다.

무상대도(無上大道)인 지혜의 광명을 끊임없이 닦고 닦아서 기필코 성불제중(成佛濟衆)의 큰 원(願)을 이루라는 말이다.

끊임없는 정성과 알뜰하고도 피나는 노력으로 수행에 전념하라는 뜻이다.

육바라밀이란 생사의 고해를 건너, 열반의 이상세계에 이르는 길로, 수행자들의 여섯 가지 수행덕목이다.

그 첫 번째는 보시(布施)로, 세상을 위해 널리 자비를 베푸는 일이요,

두 번째는 지계(持戒)로, 좋은 습관을 길들이기 위해서 꼭 필요한 계문(戒文)들을 잘 지키는 일이다.

세 번째는 인욕(忍辱)으로, 고통과 괴로움을 이겨 지혜와 자비의 참 마음을 갈고 닦는 일이요,

네 번째는 정진(精進)으로, 끊임없는 수행적공으로 부처의 꿈을 이루는 일이다.

다섯 번째는 선정(禪定)으로, 고요하고 빛나는 참된 마음으로 불성(佛性)을 회복하는 일이며,

여섯 번째는 지혜(智慧)로, 지혜로운 마음으로 올바르고 참되게 잘 살아가는 일이다.

3) 조견오온개공도일체고액(照見五蘊皆空度一切苦厄)

오온이 공함을 밝히 보아 일체고액을 넘는다.

오온(五蘊)이란 색수상행식(色受想行識)으로, 우리의 몸과 마음을 의미한다.
육근(六根)이란 안이비설신의(眼耳鼻舌身意)로 우리의 몸을 말하며, 육진(六塵, 六境, 六識)이란 색성향미촉법(色聲香味觸法)으로 우리의 인식작용(認識作用)을 말한다.

색(色)이란 지수화풍(地水火風) 사대(四大)로, 우리의 몸통을 의미하고 있으며, 고(苦)란 사고팔고(四苦八苦)로, 생로병사(四苦)와 애별이고(愛別離苦)와 원증회고(怨憎會苦)와 구불득고(求不得苦)와 오음성고(五陰盛苦, 五蘊盛苦)를 말한다.
사고팔고란 태어난다는 것 그 자체가 고통(生苦)이고, 늙는

다는 것도 고통(老苦)이며, 병드는 것 또한 고통(病苦)이라는 것이다.

죽는다는 것은 두렵고 고통스러운 것(死苦)이며, 싫은 사람을 만나는 것 또한 고통(怨憎會苦, 원증회고)스러운 일이고, 사랑하는 사람과 이별하는 것은 고통(愛別離苦, 애별이고)이며, 구해도 얻지 못하는 것(求不得苦, 구불득고) 또한 고통으로, 인간 존재를 구성하는 그 자체가 고통(五陰盛苦, 오음성고)이다.

고(苦)가 없으면 道도 없고, 고(苦)를 통(通)하여 道를 깨달으면 고(苦)를 즐길 줄 알게 되고, 고(苦)는 사라진다.

액(厄)이란 사액(四厄)으로, 욕액(欲厄)과 유액(有厄)과 견액(見厄)과 무명류액(無明流厄)으로 재앙을 의미한다.

우리의 몸과 마음은 육근인 눈과 귀, 코와 입, 몸과 뜻을 통한 느낌으로 살아가는데, 희로애락애오욕 7정의 감정을 우주적, 근원적으로 다스리며 살아가는 지혜가 바로 우리가 추구하는 참 마음이요, 참 道다.

우리의 몸과 마음과 생각과 감정들이 모두 다 색수상행식 오온이요, 안이비설신의 육근이요, 색성향미촉법 육경으로, 우리 오장육부의 작용이요, 몸 안 수억 만 개 세포 생명체들의 삶인 것이다.

우리는 공기(산소)로 살고, 물(수분)로 살고, 먹을거리(영양분)로 살고, 마음으로 살아간다.
그래서 우리 인간은 누구나 다 소우주다. 우주 속에서 자연과 더불어 살아가는 동물이요, 존재인 것이다.

4) 사리자(舍利子)

사리자는 석가모니 부처님의 십대 제자 중 지혜 제일의 사리불존자(舍利佛尊者)이다.

사리자란 구도자와 수행자를 지칭한 말로 쓰이기도 한다.

사리자는 사리불(舍利佛)로, 부처님의 십대제자(十大弟子)에 속하면서 부처님의 아들인 라후라를 가르치기도 했으며, 부처님보다 먼저 세상을 떠났다.

5) 색불이공 공불이색(色不異空 空不異色) 색즉시공 공즉시색(色卽是空 空卽是色)

색상(色相)이 진공(眞空)과 다르지 않고, 진공 또한 색상과 다르지 않으며, 색이 바로 진공실상이요, 공이 바로 색상으로, 색과 공은 서로 다른 것 같지만, 서로 하나이며, 형상(形相)이 있는 것은 곧 없는 것과 같고, 형상이 없는 것은 곧 있는 것과 같다.
색은 공으로, 공은 색으로 돌고 돌아 색과 공이 서로 하나이며, 색과 공이 서로 다르지 않다.

6) 수상행식 역부여시(受想行識 亦復如是)

수상행식도 또한 이와 같으니라.

- 수불이공(受不異空) 공불이수(空不異受) 수즉시공(受卽是空) 공즉시수(空卽是受)

- 상불이공(想不異空) 공불이상(空不異想) 상즉시공(想卽是空) 공즉시상(空卽是想)

- 행불이공(行不異空) 공불이행(空不異行) 행즉시공(行卽是空) 공즉시행(空卽是行)

- 식불이공(識不異空) 공불이식(空不異識) 식즉시공(識卽是空) 공즉시식(空卽是識)으로

이와 같은 것임을 깊이 깨달아야 할 것이다.

7) 시제법공상(是諸法空相)

이러한 모든 법(法)들이 결국은 진공실상(眞空實相)을 토대

로 하여 나오는 것이다.
경계(境界)와 진공(眞空)을 분리해서 볼 것이 아니라, 서로 하나로 보고, 법과 공과 무와 색과 수상행식이 모두 하나임을 깨달아야 한다.

  8) 불생불멸(不生不滅)

진공실상(眞空實相)은 불생불멸(不生不滅)이다.
생(生)이 없기 때문에 멸(滅)도 없는 것이다.
여여자연(如如自然)할 뿐 생멸상(生滅相)이 끊어진 자리이다. 생(生)과 멸(滅)을 둘로 보지 아니하고, 하나로 본 것이다.

불생불멸이란 존재하는 모든 것은 근원적으로 모두 공한 것으로서, 생하는 일도 멸하는 일도 없다는 뜻이요, 생을 떠난 멸은 생각할 수 없으며, 또한 멸을 떠난 생을 생각할 수 없다는 말이다.

끊임없이 빠른 속도로 변하고 있기 때문에 생(生)과 멸(滅)이 둘일 수가 없고, 하나라는 것이다.

  9) 불구부정(不垢不淨)

진공실상 자리에는 부처도 중생도 없다.

부처는 부처이고, 중생은 중생이라는 생각은 부처와 중생을 바로 볼 수 없다는 것이다.
존재하는 모든 것은 본래 청정하다고도 부정하다고도 말할 수 없다는 것이다.
청정무구(淸淨無垢)로 더러움을 떠난 청정함이란 있을 수 없고, 청정함을 떠난 더러움도 있을 수 없다는 뜻이다.
최고의 아름다움과 최고의 더러움은 생로병사의 변화로, 진리의 참 모습이다.
변해야 새것이 오고, 순환해야 원하는 것이 이루어진다.

10) 부증불감(不增不減)

부처라고 해서 그 본성 자리가 더하고, 중생이라고 해서 덜한 것이 아니다. 본래는 더하고 덜함이 없는 것이다.

미국의 흙을 한국에 가져왔다고 해서 지구의 무게가 변했을까?

모든 것을 근원 자리에서 보면 늘지도 줄지도 않을 뿐 아니라, 그 자리가 그 자리요, 변함도 변하지 않음도 없는 것이다.

11) 시고공중(是故空中) 무색(無色) 무수상행식(無受想行識) 무안이비설신의(無眼耳鼻舌身意) 무색성향미촉법(無色

聲香味觸法) 무안계내지무의식계(無眼界乃至無意識界)

이 진공실상 가운데는 색도 없고, 수상행식도 없고, 눈과 코와 귀와 혀, 몸과 뜻도 없고, 색과 소리와 냄새와 맛과 부딪침과 법도 없으며, 눈의 경계와 의식의 경계도 없는 것이다.
일체의 분별식심(分別識心)이 없기 때문에 육근(六根)과 육경(六境), 육식(六識)의 경계가 없는 것이다.
아무것도 없이 텅 빈, 그 속에는 오온(五蘊)인 색·수·상·행·식도 없고, 육근(六根)인 안·이·비·설·신·의도 없고, 육경(六境)인 색·성·향·미·촉·법도 없고, 육식(六識)인 안식·이식·비식·설식·신식·의식도 없는 것이다.

육근과 육경을 합하여 12처(十二處)라고도 하며, 육근으로 말미암아 육경이 생기고, 육진(六塵)으로 말미암아 육식이 생기므로, 이것을 18계(十八界)라고도 한다.

12) 무무명(無無明) 역무무명진(亦無無明盡) 내지(乃至)
무노사(無老死) 역무노사진(亦無老死盡)

불변(不變)하는 측면에서 보면 윤회에서 비롯된 무명(無明)도 없고, 무명이 다함도 없으며, 윤회의 끝인 늙고 죽는 것도 없고, 늙고 죽는 것이 다했다는 것 또한 없는 것이다.

진공실상에는 순환이 없기 때문에 십이인연도 없고, 십이인연으로 순환함이 없다는 것도 역시 없는 것이다.

괴로움을 일으키는 인간이란 존재의 근본 번뇌가 바로 무명(無明)이며, 흔히 삼독심(三毒心)으로 일컬어지는 그릇된 작용도 무명 때문에 빚어진다는 것이다.
인간의 번뇌망상과 사심잡념의 근본이 바로 무명이라는 것이다.

십이인연(十二因緣)은 다음과 같다.

① 무명(無明) : 미혹(迷惑)의 근본적인 무지(無知)
② 행(行) : 무명에 의해서 만들어지는 선악의 행업(行業)
③ 식(識) : 의식 작용
④ 명색(名色) : 사람의 몸과 마음
⑤ 육입(六入) : 육근(六根)으로 눈, 귀, 코, 혀, 몸, 뜻
⑥ 촉(觸) : 고락(苦樂)을 식별하는 작용, 육근의 접촉
⑦ 수(受) : 고(苦), 락(樂), 불고(不苦), 불락(不樂), 호오(好惡)를 감수하는 감각
⑧ 애(愛) : 고(苦)를 피하고 항상 즐거움을 추구하는 근본 욕망
⑨ 취(取) : 자기가 원하는 것에 집착하는 작용

⑩ 유(有) : 애취(愛取)에 의해서 가지가지의 업을 만들고, 미래의 결과를 만드는 작용(業)
⑪ 생(生) : 태어남
⑫ 노사(老死) : 늙고 죽음

이상에서와 같이, 과거의 원인인 무명과 행, 현재의 결과인 식과 명색과 육입과 촉과 수, 현재의 원인인 애와 취와 유, 미래의 결과인 생과 노사라고 하는 삼세양중(三世兩重)의 인과다. 삼세의 인과를 깨쳐서 지혜의 광명을 나투라는 것이다.

다시 말해서 12인연이란 이것이 있으므로 저것이 있게 되고, 이것이 일어나므로 저것이 일어난다.
이것이 있지 않으므로 저것이 있지 않게 되고, 이것이 일어나지 않으므로, 저것이 일어나지 않는다는 것이다.

십이인연이란 우리 중생세계에 있어서 인과(因果)를 12가지로 설명한 것으로, 과거의 생에서 지은 업(業)에 따라서 현재의 과보를 받고, 현생의 업에 따라서 미래의 생에 고(苦)를 받게 된다는 연기다.

삼세의 인과를 깨치면 지혜광명이 나타난다. 전생(前生)의 나와, 금생(今生)의 나와, 내생(來生)의 내가 하나의 영혼임을 깨치면, 누구나 다 부처가 된다.

전생의 내 모습 내 삶이, 지금 현재 금생의 내 모습이요, 금생의 내 모습과 삶은 또다시 내생의 내 모습이 되므로, 얼굴과 몸의 형상만 다를 뿐, 하나의 영혼인 것이다.
한마음 깨치면 12인연을 자유로이 굴리고 다니고, 한마음이 매(昧)하여 어두우면 12인연에 끌려 다니게 된다.

탐진치 삼독심으로 살면 한없는 고(苦)가 뒤따르게 되고, 불보살의 세계에서는 한없는 재미(樂)가 뒤따르게 되며, 중생은 낳고 죽는다고 하나, 불보살들은 왔다가 간다고 하는 것이다.
12인연에서는 부처님이나 중생이나 똑같이 지은 업을 따라 살다가 죽지만, 부처님은 그 이치와 과정을 알고 있으므로 매(昧)하지 아니하고, 일체의 모든 업이 청정하여 윤회에 미혹되지 아니하고 윤회를 능히 초월하는 것이라고 말하고 있다.

13) 무고집멸도(無苦集滅道)

중생과 부처가 다르지 않기 때문에, 중생이 변하여 부처가 이루어지는 사제(四諦)의 법문인 고집멸도도 없는 것이다.
그러므로 중생의 세계는 괴로움의 집단이요, 부처의 세계는 괴로움을 벗어난 것이라고 하는 법문도 또한 필요하지 않는 것이다.

사제(四諦)인 사성제(四聖諦)는 다음과 같다.

① 고(苦) : 현실의 괴로움을 나타낸 것으로, 생로병사와 애별이고(愛別離苦), 원증회고(怨憎會苦)와 오음성고(五陰盛苦), 구불득고(求不得苦)이다.

② 집(集) : 괴로울 수밖에 없는 원인은 바로 집착이다. 탐진치라고 하는 집착과 속박이 바로 집(集)이다.

③ 멸(滅) : 깨달음의 목표인 열반(涅槃)의 세계다. 애욕의 속박에서 벗어나, 청정무구(淸淨無垢)의 해탈을 얻자는 것이다.

④ 도(道) : 해탈을 얻기 위한 구체적인 방법과 실천수단이 팔정도(八正道)이다.

사성제란 사람은 어리석음으로 인하여 고통 속에서 살다가 결국은 고통스럽게 죽는다.
그러나 죽으면 끝나는 것이 아니라, 어리석음의 씨앗은 또다시 다음 생에 나타나서 고통의 삶을 지속적으로 살아가게 된다. 때문에 고통스럽지 않고, 즐겁고 행복한 대자유의 길로 들어서라는 것이다.

팔정도(八正道)는 다음과 같다.

① 바르게 보고(正見)
② 바르게 생각하고(正思惟)
③ 바르게 말하고(正語)
④ 바르게 행동하고(正業)
⑤ 바른 수단으로 목숨을 유지하고(正命)
⑥ 바르게 열심히 노력하고(正精進)
⑦ 올바른 사상과 철학을 간직하고(正念)
⑧ 바르게 마음을 안정시키는 수행을 하라(正定)

팔정도란 인생을 살되, 그냥 막 살 것이 아니라, 바르고 발라서 바를 것도 없는 올바름으로 지혜롭게 잘 살아서 부처의 꿈을 이루고, 불보살의 삶을 살라는 것이다.

바를 정(正)자가 바로 지혜(智慧)요, 광명(光明)이다.
여기에서 사제(四諦)를 설하는 것은 중생으로 하여금 괴로움(苦)을 알게 하여 그 원인(集)을 끊게 하고, 열반세계를 동경(滅)하게 하며, 도를 닦게 하기 위함이다.

14) 무지역무득(無智亦無得)

지혜도 없고, 얻는 것도 없다. 가르치고 배우는 것도 없다. 가르치는 부처와 배우는 중생도 없고, 스승과 제자도 없다. 그러므로 아는 지혜도 없고, 또한 얻을 것까지도 없다.

보살도를 닦을 것도 없고, 얻을 것도 또한 없는 것이다.

15) 이무소득고(以無所得故) 보리살타(菩提薩埵)
의반야바라밀다고(依般若波羅蜜多故)
심무가애(心無罣碍) 무가애고(無罣碍故) 무유공포(無有恐怖)

아무것도 얻을 것이 없는 까닭에 道 공부를 하는 보살은 분별망상(分別妄想)에 의지하는 것이 아니라, 반야바라밀다(般若波羅蜜多)에 의지하는 것이다.
그러므로 마음 가운데 아무것도 걸리는 바가 없는 것이다.
마음은 형상이 없는 고로 걸리는 자취를 모르는 것이다.
마음에 걸리는 것이 없기 때문에 일체의 공포심이 다 떨어졌다.

중생은 재물이 있으면 없어질까 두렵고, 권력이 있으면 떨어질까 무섭고, 생사에 얽매이기 때문에 공포심이 있는 것이다. 그러나 아무것도 없으면 공포심 또한 없는 것이다.

모든 분별심으로부터 망념이 생기는 것이요, 망념으로 인하여 두려움이 생기는 것이니, 분별 이전의 본래 세계에서는 두려움이 없다는 것이다.

16) 원리전도몽상구경열반(遠離顚倒夢想究竟涅槃)

이와 같이 전도와 몽상을 멀리 떠나서 결국에는 열반을 얻게 된다.
중생은 마음이 걸리고 막히며, 자빠지고 엎어지고 거꾸로 되어 있지만, 그것을 오히려 편하게 생각한다.
그러나 전도몽상을 멀리 떠나면 거기가 바로 열반 자리인 것이다. 죽은 뒤의 열반이 아니라, 살아있을 때의 열반인 것이다.

전도몽상(顚倒夢想)이란 옳게 볼 수가 없는 미혹(迷惑)을 말한다.
제법(諸法)을 명료(明瞭)하게 보지 못하기 때문에 공포와 전도와 몽상 등이 있게 된다.

열반(涅槃)이란 일체의 미혹으로부터 벗어난 경지를 말한다.

 17) 삼세제불(三世諸佛) 의반야바라밀다고(依般若波羅蜜多故) 득아뇩다라삼막삼보리(得阿耨多羅三藐三菩提)

삼세의 모든 부처님도 이 반야바라밀다 공부에 의지한 까닭에 자신의 마음을 정화하여 그 광명을 밝히고, 아뇩다라삼막삼보리를 얻었던 것이다. 무상대도(無上大道)를 깨닫게 되었던 것이다.

삼세제불이란 과거, 현재, 미래의 일체 부처님을 말한다. 여기에서 불(佛)이란 각야(覺也)로서, 스스로 깨닫고, 남을 깨닫게 하여 일체를 모두 깨달은 사람을 말한다.

아뇩다라삼막삼보리란 위가 없는 완전한 깨달음이라 하여 무상정등정각(無上正等正覺)이라고 한다.

즉, 위가 없는 올바르고 평등한 깨달음이요, 흠이 없는 원만한 지혜요, 완전한 깨달음이라는 뜻이다.

18) 고지반야바라밀다(故知般若波羅蜜多) 시대신주(是大神呪) 시대명주(是大明呪) 시무상주(是無上呪) 시무등등주(是無等等呪) 능제일체고(能除一切苦) 진실불허(眞實不虛)

그러므로 반야바라밀다는 신비스러운 주문이요, 일월(日月)보다 크고 밝은 주문이요, 참으로 크고 위가 없는 주문이요, 상대가 끊어진 절대의 주문이다. 능히 일체의 괴로움을 멸하는 주문이다.

이러한 주문은 참으로 진실해서 거짓이 아니요, 헛된 것이 아니며, 허장성세(虛張盛勢)가 아닌 사실에 부합된 참된 주문이다.

주문(呪文)이란 부처님의 깨달음인 반야심경을 일심(一心)

으로 외우거나 간직하게 되면, 마음이 청정(淸淨)해지고 마음의 안정을 가져다주는 신비로운 글귀라는 뜻이다.
주문이란 제불제성(諸佛諸聖)님들의 심인(心印, 마음도장)으로, 모든 부처님들의 진언(眞言, 참된 말씀)이요, 모든 부처님들의 깨달음이 깃들어 있는 문장(文章)들을 말한 것이다.

19) 고설반야바라밀다주(故說般若波羅蜜多呪)

그러므로 반야바라밀다 주문을 설하는 것이다.
모든 분별심과 주착심을 끊고, 오직 주문에 의지할 것이니라.
자성광명에 의지하여 깨달음을 얻고, 지혜광명에 의지하여 대자대비를 베풀라.

반야바라밀다는 참으로 신비스럽고 참된 주문이지만, 오직 진리를 깨닫고 道를 구(求)할 때만 의지하라.
정성이 부족하고 믿음과 서원이 약할 때만 의지하라. 지나치게 주문에만 의지하다보면 형식화되거나 빈껍데기가 되어 버린다.

오직 지혜광명에만 의지하여 진리를 깨닫고, 道를 求하라. 그리하면 진리와 아주 가깝게 된다. 그리하면 원하는 바대로 道에 이르게 된다.

반야심경은 부처님의 마음이요, 부처님의 깨달음이다.
반야심경은 수행자들의 거울이요, 우리가 깨쳐가야 할 道의 모습이다.

 20) 아제(揭諦) 아제(揭諦) 바라아제(波羅揭諦) 바라승아제(波羅僧揭諦) 모지사바하((菩提娑婆訶)

가세 가세 더 높이 가세. 더 높이 아주 가세.
깨달음이여, 영원하라!

갔을 때 갔을 때 피안에 갔을 때 피안에 완전히 갔을 때 깨달음이 있다. 완전한 깨달음이 있다

건너가세 건너가세 부처님의 세계로 건너가세.
너도 가고 나도 가고 모두 모두 빨리 빨리 건너가세.
가신 분(석가모니)이여! 가신 분이여! 피안에 가신 분이여!
피안에 완전히 가신 분이여! 깨달음이여, 행운이 있으라!

간 사람이여! 넘어 선 사람이여! 피안에 간 사람이여! 피안을 완전히 넘어선 사람이여!
진리의 깨달음이여, 영원하고 행복하라!
깨달음이여, 영원하라! 수행자들이여, 행복하라! 영원히 행복하라!

21) 어서 빨리 가세나

가세 가세. 어서 가세. 어서 빨리 건너가세. 깨달음의 세계로.
어서 어서 건너가세. 너도 가고 나도 가고, 모두 모두 건너가세. 밝음의 세계로.

지혜의 광명으로 세상을 보라. 밝음의 눈으로 우주를 보라. 道가 보이리. 진리를 깨치리.

Chapter 2

천부경 이야기

1. 우주의 진리와 천부경

우주의 진리란 해와 달과 별들의 변화요, 음과 양의 조화요, 밝음과 어둠과 따뜻함과 차가움의 상호작용이다.

우주의 진리란 태양(太陽系)을 중심으로 한 수많은 별들이 규칙적으로 자전(自轉)을 하거나 공전(公轉)을 하는 가운데, 밝았다 어두웠다 따뜻했다 추웠다하면서 나타나는 여러 가지 현상과 변화를 말한다.

우주의 생성(生成)과 소멸(消滅)과 생존(生存)과 변화(變化)의 근원(根源)은 바로 태양의 태양광(太陽光, 밝음의 빛)과 태양열(太陽熱, 따뜻함의 온도)이다.

우주 안에서 수많은 별들이 태양을 중심으로 자전과 공전을 하는 가운데, 태양의 태양광이 밝았다 어두웠다 하고, 태양열이 따뜻했다 추웠다 하면서 우주의 변화가 끊임없이 나타나며, 이에 따라 우주의 성주괴공과 만물의 생로병사와 사생의 심신작용과 우리의 삶에 끊임없이 변화를 주는데, 이것을 일러 우주의 진리요, 우주의 道라 하는 것이다.

우주의 주인은 해와 달과 별들로, 태양을 양(陽)이라 하고, 달을 음(陰)이라 하며, 빛이 있는 별들을 양이라 하고, 빛이 없는 별들을 음이라 하여, 일월성신(日月星辰)을 우주라 하기도 한다.
또한 해와 달과 화성과 수성과 목성과 금성과 토성인, 음양오행(陰陽五行)을 우주라 하기도 하고, 그냥 하늘이라고도 하고, 천지인(天地人)이라고도 하고, 우주의 진리 혹은 우주의 道라고도 한다.

우주의 진리를 우주만유(宇宙萬有)의 본원(本源)이라고도 하고, 우주만유, 우주대자연, 자연의 섭리, 하늘의 진리, 하늘의 뜻, 하늘 신(神), 하늘님 등 여러 가지로 표현되고 있으나 그 내용에 있어서는 하나이다.

우주 안에 한 빛, 한 기운이 있어 밤과 낮, 음과 양, 밝음과 어둠이 있고, 음과 양의 두 기운은 밝음과 따뜻함과 어둠과 차가움의 네 가지 성질로 구분하는데, 사람들은 밝음을 동

(東)이라 하고, 어둠을 서(西)라 하며, 따뜻함을 남(南)이라 하고, 차가움을 북(北)이라 하여, 하늘땅과 동서남북과 사방팔방과 십방(시방)이라 한다.

이 우주 안에서는 밝음과 어둠과 따뜻함과 차가움의 네 가지 성질로 인하여 바람과 구름과 비와 이슬과 서리와 눈이라고 하는 풍운우로상설이 생성되어 봄, 여름, 가을, 겨울이라고 하는 춘하추동의 구분이 있게 되었다.
이러한 변화 속에서 세상만물을 다 품안에 안고 길러내며, 만물의 생로병사를 주관하고, 끊임없이 변화하는 가운데 무한한 세계가 전개되고 있다.

인간이란 세상만물 가운데 한 존재일 뿐이며, 태생, 난생, 습생, 화생(胎, 卵, 濕, 化 : 四生)의 생명체들 가운데 한 존재인 땅 위의 동물이다.

우주는 일월성신(일월)이 주인이요, 세상만물 중에서는 인간이 주인이다.
인간은 우주 안에서 태어나 자연과 더불어 자연스럽게 잘 살아갈 때 가장 행복하고, 가장 아름답고, 가장 잘 사는 것이다.

많은 사람들이 귀하고 신비스럽게 여기고 있는 천부경(天符經) 속에 나타나는 숫자는 무극과 태극과 음양과 천지인 삼재(三才)와 동서남북 사방팔방과 하늘땅과 춘하추동(원형이정)과 풍운우로상설과 만물의 생로병사 등의 변화를 일러 진리, 도(道), 혹은 자연의 섭리, 자연의 변화, 음양의 조화라 했다.

결국 1에서 10까지의 숫자는 일월성신(음양오행)인 우주를 말한 것이요, 우주의 변화를 이야기한 것이며, 우주의 진리(道)를 표현한 것이다.

천부경은 이러한 우주(하늘, 자연)와 우주의 변화를 본(本)받아 우리의 마음을 닦고 닦아서 진리의 태양이 높이 솟게 하며, 인심(人心)이 곧 천심(天心)이 되게 하고, 천심이 곧 인심이 되게 하라는 내용이다.

생함(生)도 없고 멸함(滅)도 없는 불생불멸(不生不滅)의 진리를 크게 깨쳐서 세상을 크게 유익하게 하는 큰 도인들이 되라는 뜻이요, 도(道)를 닦고 깨치는 일을 귀히 여기고 크게 받들어서 홍익인간(弘益人間) 이화세계(理化世界)의 주인공들이 되라는 간절한 염원이 담겨진 경전이다.

우주란 일주일이요, 일이삼사오육칠팔구십이요, 시방세계(十方世界)요, 천지인(天地人)이요, 우주만유(宇宙萬有)요, 세상만물이다.

우리 인간은 이러한 우주의 진리를 크게 깨닫고, 삶의 터전으로 삼아서 건강하고 행복하고 평화롭게 잘 살아가야 한다.

우리 인간은 만물 가운데 한 존재요, 우주 안의 한 티끌에 불과하다.
우리 인간은 항상 섬김의 자세로 살아가야 한다.
세상 만물을 하나님처럼 섬기고, 부처님으로 섬기며 살아가야 한다.

2. 하늘의 간절한 바람, 천부경

태초에 한 빛, 한 기운이 있어 하나로 시작하였으나, 하나로 시작한 그 하나는 하나로 시작한 바가 없고(一始無始一 일시무시일), 하나로 시작된 그 하나는 음과 양의 조화로(析三極 석삼극) 세상만물을 생성(三生萬物 삼생만물:)하였도다.

만물의 근본에 있어서는 변한 바가 없기 때문에 그 근본에 있어서는 본래가 하나이다(無盡本 무진본).

하늘의 하나는 첫째의 하나(天一一 천일일)요, 땅의 하나는 하늘땅의 둘(地一二 지일이)이요, 사람의 하나는 하늘땅 사람의 셋(人一三 인일삼)이다.
하늘의 하나는 해와 달의 하늘이요, 음양오행의 하늘이요, 일월성신의 하늘이며, 땅의 하나는 해와 달과 별들과 지구의 땅이다.
사람의 하나는 해와 달과 별들과 세상만물의 사람이다.

하나가 쌓이고 쌓여 열이 됨(一積十 일적십)에 크고 커서 다함이 없으나(鉅無櫃 거무궤), 천지간의 조화는 삼수(三數)의 원리에서 비롯됨(化三 화삼)이다.

음과 양의 변화가 쌓이고 쌓여 우주가 됨에 우주의 변화는 크고 커서 끊임이 없으나, 우주의 변화는 음과 양과 조화로 비롯됨이라.

하늘 둘이 셋(天二三 천이삼)이 되고, 땅 둘이 셋(地二三 지이삼)이 되고, 사람 둘이 셋(人二三 인이삼)이 되나니, 하늘은 그냥 하늘이 아니라, 땅과 사람의 하늘이라야 빛나는 하늘이고, 땅은 그냥 땅이 아니라, 하늘과 사람의 땅이라야 아름다운 땅이며, 사람은 그냥 사람이 아니라, 하늘과 땅의 혜택(惠澤)속에서 살아감을 아는 사람이라야 참 사람이다.

하늘은 해와 달과 별들의 자전(自轉)과 공전(公轉)으로 변화하고, 땅은 해와 달과 별들과 지구와 만물의 생로병사로 변화하며, 사람은 해와 달과 별들과 세상만물과 인간의 심신작용으로 변화하나니, 그 큰 셋이 합하여 여섯(大三合六 대삼합육)이 되고, 또다시 칠 팔 구를 낸지라(生七八九 생칠팔구), 삼과 사가 움직여 순환(運三四成環 운삼사성환)을 하면 다섯과 일곱은 하나에서 묘하게 불어남(五七一妙衍 오칠일묘연)이라.

만 번 가고 만 번 오는(萬往萬來 만왕만래) 용(用)은 변화하나, 근본 체(体)는 동하지 않나니(用變不動本 용변부동본), 사람의 근본은 마음(본심 本心)이나, 그 근본 마음을 닦고 닦아서 진리의 태양이 높이 솟고 보면(本太陽 본태양), 천심(天心)이 인심(人心)이요, 인심(人心)이 곧 천심(天心)이다.

이에 사람이 중도(中道, 眞理, 道)를 밝게 밝혀 높이 받들고 보면(仰明人中 앙명인중), 천지도 또한 하나(天地一 천지일)이니 사람이 목적한 바 하나의 큰 원을 이루었다 하나 그 하나는 큰 원을 이룬 바가 없느니라(一終無終一 일종무종일).

- 天符經(천부경) -

태초에 하나로 비롯하였으나 하나로 비롯한 바가 없다함(一始無始一)은 시작도 없고(無始), 생함도 없는(不生) 진리(道, 中道)를 말한 것이고, 하나로 마쳤다 하나, 하나로 마친 바가 없다함(一終無終一)은 끝도 없고(無終) 멸함도 없는

(不滅) 진리(中道, 道)를 말한 것이다.

천부경(天符經)은 시작도 없고 끝도 없고(一始無始一, 一終無終一), 생함도 없고 멸함도 없는(不生不滅) 우주의 영원한 진리를 깨쳐서 세상의 큰 道人이 되라는 뜻이요, 원형이정 천지지도(元亨利貞 天地之道)와 인의예지 성현지도(仁義禮智 聖賢之道)인 중도(仰明人中)를 크게 깨치고 받들어, 홍익인간 이화세계(弘益人間 理化世界)의 주인공이 되라는 하늘의 간절한 바람과 제불제성(諸佛諸聖)님들의 간절한 염원(念願)이 담겨진 경전이다.

우주(宇宙)는 성주괴공(成住壞空)으로 변화(變化)하고, 만물은 풍운우로상설과 춘하추동을 따라 생로병사로 변화하며, 사생(胎生·卵生·濕生·化生)은 심신작용(心身作用)을 따라 끊임없이 변화하면서 무한한 세계가 전개된다.

사람은 몸과 마음의 작용을 따라 희로애락애오욕 칠정의 감정이 일어났다 가라앉았다 하면서 흥망성쇠로 아웅다웅 살다가 한 줌의 흙으로 돌아간다.

천부경에서는 일에서 십까지의 숫자로 우주와 우주의 변화, 우주의 진리와 우주의 道를 설명하고 있다.

우주의 진리는 음과 양의 조화로 끊임없이 변화하고 있는

데, 우주란 우주만유(宇宙萬有)요, 우주대자연이요, 일월성신(日月星辰)이요, 음양오행(陰陽五行)이요, 하늘과 땅이요, 천지인(天地人)이요, 밝음과 어둠이요, 낮과 밤으로, 우주의 진리(道)를 말한다.

음과 양의 두 기운은 밝음(東)과 어둠(西), 따뜻함(南)과 차가움(北)으로, 하늘과 땅과 동서남북과 사방팔방과 십방(시방) 세계를 우주라 한다.

음과 양의 조화는 풍운우로상설로 춘하추동을 낳았고, 만물의 생로병사와 사생의 심신작용을 따라 흥망성쇠로 끊임없이 변화하면서 무한한 세계를 건설하고 있다.

이 세상에서 제일 큰 것으로는 만물을 싣고 있는 땅(地)이 있고, 일월성신을 거느리고 있는 하늘(天)이 있고, 만물의 영장인 사람(人)이 있다.

예전부터 사람들은 하늘과 땅과 사람을 천지인(天地人) 삼재(三才)라 하여 아주 크고 아주 귀하게 여겨왔다.

우주가 아무리 크다 하나 일월(日月)이 없다면 빈껍데기요, 천지(天地)에 해와 달이 밝고 크다 하나 사람이 없다면 빈 그림자에 불과하며, 이 세상에 사람이 많고 제아무리 귀하다하나 중도(中道, 眞理)를 깨쳐 진리를 소유한 道人(聖者)

만큼 크고 귀한 것은 없다.
때문에 道를 닦고 깨쳐서 중도(진리)를 세상에 전하는 큰 도인이 나오는 일은 하늘의 경사요, 세상의 경사이며, 사람의 일 가운데 가장 크고 값진 일이라 하겠다.

사람이 생(生)함도 없고 멸(滅)함도 없는 중도를 크게 깨치고, 크게 밝히고, 크게 받들어서, 세상에 크게 이익을 주는 것은 하늘의 뜻임과 동시에 사람의 가장 중요한 과제이기도 하다.

하늘이 크고 땅이 크지만, 중도를 깨치고 밝히는 사람처럼 큰 것이 없기 때문에 앙명인중(仰明人中)이다.

천부경이 불생불멸의 진리인 중도(中道)를 크게 깨치라는 하늘의 메시지를 담고 있다면, 삼일신고(三一神誥)는 지감공부(止感工夫)와 금촉공부(禁觸工夫)와 조식공부(調息工夫)를 부지런히 잘하라는 내용이 담겨져 있으며, 참전계경(參佺戒經)은 우리의 몸과 마음과 생활을 청정히 하여 홍익인간(弘益人間) 이화세계(理化世界)의 큰 서원을 날로 달로 원만히 이루어가라는 간절한 바람이 담겨져 있다.

천부경의 숫자나 출처, 저작년도는 그다지 중요하지 않다. 왜냐하면 하늘의 道는 성인(큰 도인)이 나기 전에는 하늘에 비장(秘藏)되어 있고, 성인(聖人)이 나면 하늘의 道가 성인에게 있으며, 성인이 가면 하늘의 道가 성인이 기록한 경전에 전해져 오기 때문이다.

또한 하늘의 道는 천부경이 문자화되기 전에도 있었고, 수많은 수도인들이 스스로 깨달은 비법들을 면면히 전하고 있으며, 수많은 경전들 속에 천부경의 내용들이 전해져 오고 있고, 지금도 수많은 사람들이 하늘의 道를 알기 위해 힘쓰고 있기 때문이다.

천부경에 나오는 일(1)에서 십(10)까지의 숫자는 하늘(天)인 우주(시방세계)를 말한 것이요, 일(1)에서 구(9)까지의 숫자는 하늘의 변화인 우주의 진리를 설명한 것이다.

우주의 진리는 음과 양의 조화로 끊임없이 변화하고 있다. 우주의 진리가 끊임없이 변화한다고 하는 사실은 변함이 없고 영원하기 때문에, 시작도 끝도 없다고 한 것이요, 생함도 멸함도 없다고 한 것이다.

천부경은 시작도 없고(一始無始一) 끝도 없고(一終無終一), 생함도 멸함도 없는(不生不滅) 우주의 진리를 크게 깨친 큰 道人들이 되어서 세상을 널리 이롭게 하라는 하늘의 간절한 바람이 담겨진 경전이다.

우주는 끊임없이 변화하고 있지만, 밝음의 빛 때문에 변화의 모습을 볼 수가 없거나, 너무 느리게 변하거나, 너무 빠르게 변하거나, 볼 수 없는 어둠 속에서 변하고 있거나, 변화를 모르기 때문에 없다고 하고, 변하지 않는다고 할 뿐이다.
그래서 나타난 현상세계를 유(有)의 세계, 색(色)의 세계, 혹은 양(陽)의 세계, 혹은 밝음의 세계라 하고, 보이지 않는 세계를 무(無)의 세계, 공(空)의 세계, 음(陰)의 세계, 어둠의 세계라 할 뿐이다.

그런데 이러한 변화의 주체는 해와 달과 별들로, 해와 달과 별은 자전(自轉)과 공전(公轉)을 통하여 바람과 구름, 비와 이슬, 서리와 눈이 무위이화(無爲而化)의 원리에 의해 자동적으로 생겨나서 봄, 여름, 가을, 겨울의 구분이 생겨나고, 지구상의 만물(식물,곤충,동물,사람 등)들이 태어나 병들고 늙고 죽어가면서 끊임없이 변화하는 가운데 무량세계(無量世界)를 건설해 간다.

우리 인간은 이러한 우주와 자연의 변화 속에서 우리의 몸과 마음이 건강할 수 있도록 끊임없이 공부하고, 연구, 노력해야 하며, 우리의 몸과 마음을 지혜롭게 잘 이용하여 항상 건강하고 행복하고 평화롭게 잘 살아갈 수 있도록 해야 한다. 우리 영혼의 영적 진화(진급)를 위해서 끊임없이 노력해야 한다.

우리 영혼의 영적진화(靈的進化, 진급)를 위한 구체적인 방법으로는, 참선과 기도, 명상 등이 있으며, 이들 참선과 기도, 명상은 조식법(調息法)인 숨공부(호흡법)가 핵심이다.
숨공부는 곧 단전주선법(丹田住禪法, 단전호흡)이요, 태식법(胎息法, 태식호흡)이요, 명문호흡(命門呼吸)을 말한다.

명문호흡은 명문단전(命門丹田)을 통한 태식호흡으로, 우리 몸속의 오장육부와 수억 만 개의 세포 생명체 하나하나가 다 숨이 되고, 공기가 되고, 빛이 되고, 밝음인 광명(光明)이 되게 하는 공부다.
그리하여 결국은 숨공부인 명문호흡을 통하여 신체(身体, 肉体)가 신체(神体, 빛의 몸)가 되고, 광체(光体)가 되고, 도체(道体)가 되게 하여 道人이 되고, 神仙이 되고, 聖人이 되고, 眞人이 되자는 것이다.

옥추경 이야기

1. 수도인들의 거울, 옥추경

옥추경(玉樞經)은 도교(道敎)의 경전으로, 수도인(修道人)들의 거울이며, 수도인들에게는 너무도 소중한 손거울과 같은 경전이다. 옥추경을 수시로, 시시때때로 애송(愛誦)하면서 자신의 모습을 자주 자주 비추어 본다면 수도에 많은 진전이 있을 것이다.
수양이 잘 되면 잘 될수록 사심잡념과 번뇌망상이 갈수록 사라지고, 몸과 마음이 점점 더 편안해진다.

지금 현재, 자신의 마음이 얼마나 청정일념(淸淨一念)이 되었는가를 비추어 보라.
정성이 하늘에 닿으면 닿을수록 道에 가까워지고, 道가 익어간다.

지금 현재 자신이 道를 위해 먹고 자며, 道를 위해 생활하고 있는지를 반성해 보고 비추어 보라.

침묵이 우리 생명의 본질에 합일하여 언어명상이 끊어지면 끊어질수록 道와 하나가 된다.
지금 현재 자신의 모습이 산이 되고 바위가 되어 道人이 되어가고 있는가를 비추어 보라.
침묵으로 자연이 되어가는 가를 확인해 보라.

부드러운 것은 산 것이요, 딱딱한 것은 죽은 것으로, 우리의 몸과 마음 생활이 물같이 바람같이 부드럽다면, 道와 함께 사는 것이 된다.
지금 현재, 자신의 삶이 하늘과 땅, 만물과 함께 숨 쉬고 있는가를 비추어 보고 반성해 보라.

수도인이 매일매일 끊임없이 道를 닦으면서 수도인으로서의 생활을 잘하고 있는지를 확인해 보고, 반성해 보는 기준이 바로 옥추경이다.

道를 잘 닦고 있는지는 정성으로 확인해 보고, 道를 잘 지키고 있는지는 침묵으로 확인해 보고, 道를 잘 쓰고 있는지는 부드러움으로 확인해 보면 된다.

수도의 정성이 깊어지면 깊어질수록 수도생활을 잘하고 있는 것이요, 게으름이 싹트게 되면 수도생활에 문제가 있는 것이다.

매일 말수가 적으면 적을수록 수도생활을 잘해 나가는 것이 되고, 무슨 말이든지 말을 많이 하고 살았다면 애써 가꾼 道의 싹을 죽이고 있는 것이다.

매일매일의 삶을 물같이 바람같이 자연에 가깝게 살아야 하며, 희로애락애오욕 칠정의 감정이 일어났다 가라앉았다 하기를 팔만사천 무량번수를 하였다면 수도인의 삶이 아니라, 세속적인 삶을 살고 있다는 것이다.

말로만 머리로만 글자로만 겉모양으로만 수도인이 아니라, 진짜 수도인이 되고 싶다면 옥추경을 수시로 애송(독송) 하라. 손거울 삼아 수시로 자신의 모습을 비추어 보라.
그리하면 道에 아주 가까울 것이다. 道人의 모습을 닮아갈 것이다. 道와 하나가 되고, 한 몸이 될 것이다.

2. 정성은 하늘의 道다

수도인(道者 도자)은 정성으로써 도에 들어가고(以誠而入 이성이입), 고요함으로써 도를 지키고(以黙而守 이묵이수), 부드러움으로써 도를 쓰나니(以柔而用 이유이용), 정성을 씀(用誠 용성)에 어리석은 것 같고(似愚 사우), 고요함을 씀(用黙 용묵)에 어눌한 것 같고(似訥 사눌), 부드러움을 씀(用柔 용유)에 못난 것(似拙 사졸) 같으니, 무릇 이같이 한 즉(夫如是則 부여시즉) 가히 더불어 몸을 잊고(可與忘形 가여망형), 가히 더불어 나를 잊고(可與忘我 가여망아), 가히 더불어 잊었다 하는 것도 또한 잊을 것(可與忘忘 가여망망)이니라.

도에 든 자(入道者 입도자)는 그칠 줄을 알고(知止 지지), 도를 지키는 자(守道者 수도자)는 삼갈 줄을 알고(知謹 지근), 도를 쓰는 자(用道者 용도자)는 미묘한 것을 아나니(知微 지미), 능히 미묘한 것을 안즉(能知微則 능지미즉) 지혜광명이 나타나고(慧光生 혜광생), 능히 삼갈 줄을 안즉(能知謹則 능지근즉) 신령스런 지혜가 온전히 보존이 되고(聖智全 성지전), 능히 그칠 줄을 안즉(能知止則 능지지즉) 크게 정에 들어 편안하고(泰定安 태정안), 크게 정에 들어 편안한 즉(泰定安則 태정안즉) 신령스런 지혜가 온전히 보전(聖智全 성지전)된다.

신령스런 지혜가 온전히 보존된즉(聖智全則 성지전즉) 지혜광명이 나타나고(慧光生 혜광생), 지혜광명이 나타난즉(慧光生則 혜광생즉) 도와 더불어 하나가 되나니(與道爲一 여도위일) 이것을(是名 시명) 참으로 잊은 것(眞忘 진망)이라. 오직, 그 잊음을 잊는 것이 아닌 잊음이라(惟其忘而不忘 유기망이불망), 가히 잊어서 잊을 것이 없고(忘無可忘 망무가망), 가히 잊을 것도 없는 자(無可忘者), 이것이 곧 지극한 도(卽是至道 즉시지도)이니라.

도가 천지에 있으나(道在天地 도재천지) 천지도 알지 못하고(天地不知 천지부지), 유정무정이(有情無情 유정무정) 오직 하나요(惟一 유일), 둘이 아니(無二 무이)니라.

- 玉樞經(옥추경) -

수도인은 정성으로써 도에 들어가고(道者以誠而入 도자이성이입), 도(道)를 닦고 道를 이루어 가는데 있어서 정성스러운 마음과 피나는 노력을 기본으로 삼아야 한다.
그래서 정성이 아니면 도(道)에 들 수가 없다고 하는 것이다.
너무나 당연한 말이지만, 실천을 하자면 너무나 어려운 말이기도 하다.

지극한 정성으로써 하늘을 감동시켜야 도에 들 수 있다는 말이요, 언제나 최선을 다하고 그 결과는 하늘의 뜻에 따르라는 말이다.
그래서 정성은 하늘의 도라고 했고(誠也天之道也 성야천지도야), 정성이 곧 하늘이요, 道요, 참 나의 모습이라고 했다.

'이묵이수(以黙而守)하고'라는 말은 내가 알고 있는 것을 묵묵함으로 지킨다는 것으로, 이것은 사실 죽기보다 어려운 일이다.
조금 알면서도 부풀려 이야기하는 세상에서 많이 알고 있으면서도 침묵으로 지키는 일은 참으로 어려운 것이며, 도가 없으면 이묵이수(以黙而守)가 안 된다. 그래서 침묵은 곧 금(金)이요, 도와 합일(合一)한 마음이요, 도(道), 바로 그 자체이다.

'이유이용(以柔而用)하고'라는 말은 매사를 부드러움으로 쓸 줄 안다는 것으로, 부드러움이 최고로 강하다는 이야기요, 최고의 강자(强者)라는 뜻이다.
부드럽되 공기와 물과 같이 하여 만물을 능히 다 살릴 줄 알아야 참으로 강자인 것이며, 세상을 다 품을 수 있어야 한다는 말이다. 우주가 되라는 말이다.
부드러운 것은 산 것이요, 강한 것이요, 참으로 무서운 힘을 지녔다는 말이다.

'용성사우(用誠似愚)하고'라는 말은 정성을 참으로 실천하는 사람은 어리석은 듯 보인다는 말로, 일부러 그렇게 하는 것이 아니라, 저절로 그렇게 된다는 말이다.

'용묵사눌(用黙似訥)하고'라는 말은 묵묵함을 잘 쓰려면 어눌한 듯 바보처럼 살아야 한다는 것으로, 무능하고 못난 듯이 묵묵히 사는 것이 참으로 잘 사는 것이며, 참으로 지혜로운 삶을 산다는 뜻이다.

'용유사졸(用柔似拙)하니'라는 말은 부드러운 것을 쓰려면 못 나고 솜씨가 없는 듯이 해야 한다는 말이다.
졸한 것과 능한 것을 겸비하여 쓰되, 능한 것을 쓸 때에는 졸한 것을 바탕으로 하여 쓰고, 졸한 것을 쓸 때에는 능한 것을 바탕으로 하여 쓰기 때문에 다른 사람들이 능히 그 폭을 잡을 수 없게 된다는 뜻이다.

'망형망아(忘形忘我)하고'라는 말은 형상과 나를 완전히 잊고 도(道)에만 전념할 줄 알아야 한다는 것으로, 형상을 꾸미고 나를 찾게 되면 도는 멀어져 버리고 만다는 뜻을 지니고 있다.
일생동안 내 몸을 잊고, 나라고 하는 상(相)을 없애고 산다는 것은 참으로 어려운 일이지만, 내가 없으면 참 나가 드러나고, 내 집이 없으면 천하가 내 집이 된다.
다 버리고 다 비우면 더 큰 것이 돌아옴을 알아야 한다.

'가여망망(可與忘忘)이니라'라는 말은 가히 더불어 잊을 것도 없는 것마저 잊어 버려야 참으로 잊은 것이라는 말로, 잊었다는 생각마저 완전히 잊어버린 텅 빈 잊음이어야 한다는 것이다. 그래야 참 나가 나타나고, 참 도에 들 수 있게 된다는 뜻이다.

도(道)를 닦고, 도(道)를 깨닫는다고 하는 것이 말과 같이 그렇게 만만한 것이 아니다.
피나는 노력과 한결같은 정성과 하늘을 감동시킬 만한 순수한 열정이 늘 불타고 있어야 한다.

'입도자지지(入道者知止)하고'라는 말은 도에 든 자는 멈출 줄을 알아야 한다는 말이다. 별스럽게 날뛰다가도 이러면 되는가 해서 탁 멈출 줄을 알아야 하고, 그칠 줄을 아는 것이 곧 도이며, 잘 멈추어야 잘 볼 수 있고, 道에 들 수가 있다는 뜻이다.

'수도자지근(守道者知謹)하고'라는 말은 도를 지키는 자는 삼갈 줄 알아야 한다는 것으로, 해야 할 것과 말아야 할 것을 가려서 할 줄 알아야 참으로 철든 것이며, 언제든지 도의 마음이 여여(如如)하여 어디에도 치우침이 없어야 한다는 뜻이다.

'용도자지미(用道者知微)하니라'라는 말은 도를 쓸 줄 아는 자는 현묘(玄妙)한 이치를 깨달아서 지혜롭게 살게 된다는 뜻을 가지고 있다.
그냥 막 살지 않고 지각(知覺)으로, 신명(神明)으로, 지혜로 살아야 참 도(道)를 깨달았다고 할 것이다.

'능지미즉혜광생(能知微則慧光生)하고'라는 말은 능히 현묘한 도리를 깨달으면 지혜광명이 나타난다는 것이며, '능지근즉성지전(能知謹則聖智全)하고'라는 말은 능히 근신하여 삼갈 줄을 안즉 신령스런 지혜가 온전히 보존된다는 뜻이다.

'능지지즉태정안(能知止則泰定安)하고'는 능히 그칠 자리에서 그칠 줄을 안다면 크게 정에 들어 편안하다는 말이며, '태정안즉성지전(泰定安則聖智全)하고'라는 말은 크게 정에 들어 편안하면 신령스런 지혜가 온전하다는 뜻이다.

'성지전즉혜광생(聖智全則慧光生)하고'라는 말은 신령스런 지혜가 온전하면 지혜광명이 나타난다는 말이며, '혜광생즉여도위일(慧光生則與道爲一)하니'라는 말은 지혜광명이 나타나면 도와 더불어 하나가 된다는 말이다. '시명진망(是名眞忘)이라'는 말은 이것을 일러 참으로 잊은 것이라는 뜻이다.

'유기망이불망(惟其忘而不忘)이라'는 말은 오직 그 잊음이란 잊는 것이 아닌 잊음이라는 뜻이다.

'망무가망(忘無可忘)하고 무가망자즉시지도(無可忘者則是至道)니라'라는 말은 가히 잊어서 잊을 것이 없고, 가히 잊을 것도 없는 자가 곧 이 지극한 도에 이른다는 뜻이다.

'도재천지(道在天地)나 천지부지(天地不知)하고'라는 말은 도가 천지에 있으나 천지도 그 소식을 알지 못한다는 뜻이다.

'유정무정(有情無情)이 유일무이(唯一無二)니라'라는 말은 유정무정 일체만물이 다 오직 하나요 둘이 아니라는 뜻이다.

사람이 도(道)를 잘 닦으려면 정성과 가장 친해야 한다. 정성은 도(道)의 가장 친한 친구이기 때문이다.
사람이 도(道)를 잘 지키려면 침묵과 가장 친해야 하는데, 침묵은 도(道)를 저장하는 창고이기 때문이다.

사람이 도(道)를 잘 쓰려면 부드러움과 가장 친해야 한다. 부드러움은 도의 숨결이기 때문이다.
정성으로 하늘에 닿아 도(道)에 들고, 침묵으로 하늘에 닿아 도(道)를 지키고, 부드러움으로 하늘에 닿아 도(道)를 빛내야 한다.

Chapter 4

천지창조이야기

1. 천지창조(天地創造)와 우주의 진리

하나님이신 조물주(造物主)께서는 하늘과 땅(天地)을 일주일(7일) 동안에 창조하셨는데, 밝음의 빛과 어둠의 빛을 만들어 밝음을 낮이라 하고, 어둠을 밤이라 하셨다.

여기에서 밝음은 양(陽)이요, 어둠은 음(陰)이며, 음양은 하루(밤과 낮)요, 하루는 우주(宇宙)이다.

음양인 하루를 중심으로 한 변화 속에서 일주일 동안 천지(하늘과 땅)가 창조되었는데, 이것은 음양오행(음양2+오행5=7)으로 이루어진 우주를 설명한 것으로, 우주의 진리를 깨치라는 의미이다.

자연의 섭리인 우주의 진리를 깨쳐서 우주적으로 자연의 섭리를 거스르지 말고 잘 살라는 메시지이다.
때문에 세상만물은 모두 다 하나님의 창조물이 아닌 것이 없고, 하나님이 아닌 것이 없다.

음양오행(陰陽五行)이란 해와 달과 화성, 수성, 목성, 금성, 토성으로 밤과 낮의 하루요, 일주일이요, 우주이며, 우주의 변화와 우주의 진리를 말한 것이다.

음양오행(陰陽五行)은 밝음의 낮과 어둠의 밤이 안식일(安息日)의 일요일이요, 밝음의 낮과 어둠의 달밤이 월요일이요, 밝음의 낮과 어둠속 화성의 밤이 화요일이요, 밝음의 낮과 어둠속 수성의 밤이 수요일이요, 밝음의 낮과 어둠속 목성의 밤이 목요일이요, 밝음의 낮과 어둠속 금성의 밤이 금요일이요, 밝음의 낮과 어둠속 토성의 밤이 토요일로, 일주일의 변화를 설명한 것이다.

동양(東洋)에서는 우주의 진리를 음양의 조화, 혹은 음양오행이라고 했고, 서양(西洋)에서는 우주의 진리를 밝음의 낮과 어둠의 밤인 하루와 일주일의 변화로 보았다.

동양에서는 일에서 구까지(1~9)를 우주의 변화로 보고, 일에서 십까지(1~10, 十方世界)를 우주로 보았지만, 서양에서는 일에서 칠까지(1~7)를 우주로 보고, 밤과 낮, 밝음과 어둠의 변화인 하루를 우주의 변화로 보았다고 할 수 있다.

동양에서는 태양이 어둠의 밤으로부터 동쪽에서 떠오르기 때문에 음양이라 했고, 어둠의 달을 중심으로 한 음력을 사용했다.
서양에서는 동쪽에서 태양이 떠올라 서쪽을 먼저 비추기 때문에 밝음의 빛으로부터 새아침이 출발했다고 해서 양음으로 해석했으며, 밝음의 태양을 중심으로 한 양력을 사용했다.

똑같은 하늘과 땅, 우주를 놓고, 동양에서는 음양오행으로, 서양에서는 밝음과 어둠인 하루를 중심으로 일주일(해·달·화성·수성·목성·금성·토성)로 보고 있음을 알 수 있다.

다시 말해서 일주일 동안에 조물주가 천지를 창조하였다는 말은 우주의 진리를 설명한 것으로, 없는 무의 세계에서 있는 유의 세계로 변화되는 우주의 현상을 말한 것이다.
창(創)은 '비로소'라는 뜻으로, 처음 시작함을 말하며, 조(造)란 무(無)에서 유(有)로의 변화이다.
우주의 진리는 무에서 유로, 유에서 무로 돌고 돌며 끊임없이 변화하는 것이다.

조물주께서 천지를 창조하였다는 이야기는 우주의 진리를

깨쳐서 진리로, 하나님으로 새 출발하라는 의미요, 매일매일의 삶을 하나님의 마음으로 잘 살라는 뜻이 담겨져 있다.

천지창조란 곧 음양오행이요, 하루요, 일주일이요, 우주의 진리요, 우주의 변화이다.
천지창조란 무(無)의 세계에서 하나로 출발하였으나, 하나로 출발한 그 하나는 하나로 출발한 바가 없고(一始無始一), 하나로 마쳤다고 하지만 하나로 마친 바가 없다(一終無終一)는 뜻이다. 생함도 없고(不生) 멸함도 없다(不滅)는 뜻이다.
하나님인 우주의 진리는 시작도 끝도 없고, 생함도 멸함도 없이 끊임없이 변화한다.

우주의 진리는 끊임없이 변화하며 영원히 존재한다.
아무것도 없는 무의 세계에서 우주만유(宇宙萬有)의 있는 세계로, 또다시 유의 세계에서 무의 세계로 끊임없이 변화하면서 존재하는 것이 우주의 진리요, 우주의 道이다.

동양과 서양은 하나이다. 동양의 땅이나 서양의 땅이 모두 다 한 지구이다.
진리와 道와 하나님도 하나이다.

하나님은 천지를 창조하시고, 맨 마지막에 사람을 자신의 모습처럼 만든 다음 숨을 불어 넣어 천지창조를 마치셨다.

이것은 우주의 진리를 크게 깨쳐 사람다운 참사람이 되라는 의미요, 삼세(三世)의 인과(因果)인 전생의 나와, 금생의 나와, 내생의 내가 하나의 영혼인 하나님의 자리를 깨치라는 말이다. 우주의 진리와 인과의 이치를 깨치면, 누구나 다 하나님이다.

우리 사람의 몸은 지(地, 먹을거리)와 수(水, 피)와 화(火, 36.5℃)와 풍(風, 들숨날숨)으로 구성되어 있다.

사람은 숨과 물과 땅에서 얻어진 먹을거리와 36.5℃의 온도로 살아간다.
때문에 사람을 흙으로 만든 것이라고 하였으며, 맨 마지막에 숨을 불어 넣었다는 것은 맨 처음 숨이 태어남이기 때문이다.

사람은 어머니 뱃속에서 육장육부 가운데 폐(허파)가 맨 마지막에 완성되는데, 태어나는 순간 폐가 완성되면서 숨이 멈추기 때문에, 맨 처음 숨이 태어남이요, 맨 마지막 숨이 죽음이다.
우리의 숨 속에서 하나님의 숨결을 느끼고, 우주의 진리를 깨쳐야 한다.
우리의 숨 속에서 우리에게 공기를 제공하는 나무들을 느끼고, 자연을 느끼고, 하늘과 땅을 느껴야 한다.

우리의 몸 안에 있는 적멸보궁(寂滅宝宮)과 성당(聖堂)을 먼저 잘 꾸미고 관리해야 한다.
우리 몸 안에 살고 계시는 하나님이 늘 건강하고 행복하고 평화롭게 해야 한다.
우리의 오장육부가 다 성당이요, 적멸보궁이요, 몸 안 세포 하나하나가 모두 다 나의 하나님이요, 나의 주인들이다.

이 세상에 숨을 쉬지 않고 사는 사람들이 있을까?
물이 없다면 살 수 있을까?
먹지 않고서도 사는 사람들이 있을까?
없어서는 살 수가 없다면 그같이 소중한 것이 어디에 있겠는가.

이 세상에는 하나님 아닌 것이 없다.
우주가 다 하나님이요, 자연이 다 하나님이요, 세상만물이 다 참으로 귀하고, 참으로 거룩한 하나님인 것이다.

천지창조는 어제도 있었고, 오늘도 있고, 내일도 있을 것이다. 우리의 목숨과 더불어서 항상 있을 것이다. 우리의 삶과 더불어서 언제나 진행될 것이다.
천지창조는 영원할 것이다. 조물주는 창조요, 조화요, 변화요, 있음이다.

2. 하늘의 심판과 노아의 방주

하늘은 풍운우로상설과 춘하추동으로 사람은 물론 세상만물을 능히 다 죽이기도 하고, 능히 다 살리기도 한다.
지각(知覺)이 열린 사람들은 세상만물의 생로병사를 변화로 알지만, 그렇지 못한 사람들은 생과 사를 심판이다 천벌(天罰)이다 하면서 두려워한다.

하나님께서 보시기에 세상은 타락해 있었으며, 사람들의 생각과 뜻이 모두 악하고 폭력으로 가득 차 있었다.
이에 하나님은 사람 만든 것을 후회하시며 마음 아파하셨다. 하지만, 노아(Noah)의 가족들만은 늘 하나님과 함께 하였으며, 의롭고 흠이 없었다.
하나님께서는 땅위에 비를 내려서 홍수를 일으켜 하늘아래 숨 쉬는 모든 것들을 다 숨지게 하고, 노아의 가족들에게만 방주(배)를 만들어 홍수를 피하게 했는데, 여기에는 무슨 뜻이 있는 것일까?

하나님께서 보시기에 노아만이 의롭고 흠이 없다 하였는데, 흠이 없다는 이야기는 건강하다는 말이요, 우주의 숨을 잘 쉬고 있었기 때문에 하나님의 뜻에 충실했다는 말이다.

그 외의 다른 살아 숨 쉬는 모든 것들은 병들고 타락하여 건강을 잃었기 때문에 모두 다 거두신 것이다.

하나님은 노아에게 3층 배를 만들어 8명의 가족들과 함께 각종 가축, 각종 동물, 각종 식물, 각종 먹을 식량들을 싣게 하여 대홍수로 인한 환란으로부터 살아남게 하였는데, 아마도 이것은 세상에 대한 욕심을 버리고, 하나님 마음(우주의 마음)으로 돌아가 가족들과 더불어 열심히 기도하라는 메시지일 것이다.

3층 배란 사람을 상징하는 것으로, 상단전, 중단전, 하단전을 닦고 닦아서 하나님 뜻을 어기지 말고 지혜롭게 잘 살라는 간절한 당부의 메시지이기도 하다.

노아의 방주에 8명의 사람만 생존케 했는데, 이 또한 우주의 진리(1~7)를 크게 깨치고 깨쳐서 우주의 진리를 세상에 새롭게 널리 펼치라(8일째, 새로운 출발)는 의미가 담겨져 있다고 생각할 수 있다.

또한 노아의 방주는 사람이 타는 배일수도 있지만, 상징적으로 생각해보면 사람의 배꼽 아래 하단전일 수도 있고, 기도하는 핵심터전인 단전토굴(적멸보궁)일 수도 있다.
때문에 대 환란의 시대에는 세상욕심을 버리고, 자연으로 돌아가서 기도(수도)하라는 메시지요, 우주의 진리를 크게 깨친 큰 도인이 되라는 메시지요, 세상에 크게 유익을 주는 존경받는 큰 인물이 되라는 뜻이 담겨져 있다 하겠다.

어찌 하나님이 살아있는 목숨들을 빼앗겠는가!
사람의 악한 마음과 타락한 죄악들을 쓸어버리겠다는 것이며, 우리 인간의 탐심과 진심과 치심들을 말끔히 쓸어버리겠다는 말씀이다. 삼독심(三毒心)의 싹을 잘라버리겠다는 말씀이다.
그리하여 착하고 어진 사람으로 되돌아가라는 말씀이다.

또한 하나님은 물(홍수)로 세상을 심판하시겠다고 하였는데, 여기에서 말하는 물이란 풍운우로상설(風雲雨露霜雪)로 바람과 구름과 비와 이슬과 서리와 눈을 의미한다.

우주의 진리는 음양의 조화로, 풍운우로상설과 춘하추동과 만물의 생로병사로 끊임없이 변화하며, 이 지구상에 살아 숨 쉬는 모든 생명체들은 흥망성쇠(興亡盛衰)를 따라 생겼다 사라졌다 하는 것이다.

사람들의 죄악이 땅을 덮고 하늘을 찌르면, 하늘이 심판을 한다.
사람들의 욕심이 하늘을 찌르면, 비와 바람으로 심판을 하고, 사람들이 서로 싸우고 증오하면 불과 가뭄으로 심판을 하고, 사람들이 어리석어 죄악으로 살면 추위와 폭설로 심판을 한다.

우리가 하늘의 심판으로부터 자유로우려면, 자연의 섭리에 잘 순응해야 하며, 자연의 변화를 거스르지 않고, 자연의 품으로 되돌아가야 한다.

자연을 포근한 안식처로 여겨야 하며, 우주의 진리와 인과의 이치를 깨쳐야 한다.

자연으로 돌아가라. 자연과 더불어 함께 잘 살아가야 행복이 찾아오고, 평화가 깃든다. 우리가 꿈꾸는 낙원의 세계가 건설된다.

맺음말

우리의 영혼이여
영원하라!

우리의 영혼이여, 영원하라!

우리의 영혼이여, 영원하라!
우리의 영혼이여, 영원히 빛나라!
보다 더 아름답고 영혼으로 길이 길이 빛나라!
태식호흡 숨공부로, 우리의 영혼을 보다 더 아름답게 잘 가꾸어 가기 위해서 다시 한 번 꼼꼼히 점검해 보고 확인해 보자.

1. 진리는 깨치는 것이 아니라, 느끼고, 알고, 함께하는 것이며, 진리란 우주의 변화요, 자연의 변화이며, 자연의 섭리를 말한다.
우주와 자연의 변화를 잘 알고, 제대로 느끼고, 조화롭게 잘 지내는 것이 중요하며, 우주 자연과 더불어 한 마음, 한 몸, 한 삶을 살아야 한다. 우주와 자연을 거스르지 않고 잘 순응해야 한다.
풍운우로상설에 잘 적응하고, 춘하추동에 잘 순응하고, 생로병사의 변화에 잘 따라야 한다.

우주와 자연은 무에서 유로, 유에서 무로 변화하고, 공에서 색으로, 색에서 공으로 변화하며, 우주의 성주괴공과 만물의 생로병사로 변화하고, 풍운우로상설과 춘하추동으로 변화하며, 흥망성쇠와 희로애락애오욕 칠정의 감정을 따라 끊임없이 변화한다. 이러한 변화를 알아서 슬기롭게 잘 살면 참 진리를 깨달았다 할 것이다.
진리는 깨닫는 것이 아니라, 삶의 지혜를 터득하는 것이다. 슬기롭게 살아가는 법을 알아가는 것이다.

2. 道는 닦는 것이 아니라, 자연과 세상과 함께 더불어 잘 사는 것이다.
道란 우주요, 우주만유(宇宙萬有)요, 삼라만상(森羅萬象) 형형색색(形形色色)이요, 자연현상이요, 자연을 말한다.
우주 자연과 더불어서 함께 잘 살아가는 것이 道를 잘 닦는 것이다.
자연과 더불어 건강하게 잘 살고, 행복하게 잘 살고, 평화롭게 잘 사는 것이다.
자연과 더불어 지혜롭게 잘 살아가는 것이 道를 참으로 잘 닦는 것이다.
가만히 앉아서 허상을 꿈꾸는 것이 아니라, 생활 속에서 편리하고 행복한 삶을 사는 것이다. 道는 삶이요, 생활이다.

3. 도통(道通), 영통(靈通), 신통(神通)을 꿈꾸는 것이 아니라, 신체(身体)를 신체(神体)로 만들고, 육체(肉体)를 도체(道体)로 만들고, 우리의 몸을 항상 광체(光体)가 나게 하여 슬기롭고 지혜롭게 잘 살아가는 것이 중요하다.
보고, 듣고, 생각하고, 말하고 사는 것 모두를 지혜롭게 하고, 올바르게 하고, 건강하게 하고, 행복하게 해야 한다.

우리의 영혼은 육체가 없으면 道를 닦을 수가 없다. 몸이 없는 상태로는 우리의 영혼을 향상시킬 수가 없다. 죽은 후의 영혼으로는 진급을 할 수가 없다.
태식호흡을 통해 건강한 몸, 아름다운 영혼으로 가꾸어야 한다.
명문단전을 통해 온몸으로 피부호흡을 하면 우리의 영혼이 아름답게 빛나게 된다.

죽은 후의 영혼세계를 천당이다, 정토(淨土)다, 도계(道界)다 말하지 말라.
잘 태어나서 잘 살다가 잘 죽고, 또다시 잘 태어나서 잘 살아가는 것이 최고의 극락이요, 천당임을 명심해야 한다.

죽은 후에 바로 태어나지 못하는 사연들이 있고, 죽은 후에 영혼들이 머무는 곳도 있고, 죽은 영혼들이 사는 법도(法道)도 있음을 인정하라.

죽은 영혼들은 시간과 공간의 이동이 자유로울 뿐, 그들의 세상이 인간 세상과 똑같음을 알아야 한다.

잘 살다가 잘 죽은 수행자들의 영혼은 산 사람들에게 결코 장난을 치지 않는다. 그러나 잘못 살다가 억울하게 죽은 영혼들은 성자철인들을 사칭하거나 조상들을 팔아가면서 산 사람들에게 장난을 친다.

좋은 일을 할 땐 귀신도 모르게 하라 했는데, 귀신들은 수행자들의 좋은 기운을 귀신같이 알아서, 사기 칠 기회를 호시탐탐 노린다. 때문에 대부분의 영통이나 도통이 죽은 영혼들의 장난인 경우가 많다.
철두철미한 수행자들도 죽은 영혼에게 사기를 당해 사기꾼이 될 수도 있음을 명심하라.

가장 중요한 것은 지금 현재 육신을 가지고 살고 있음이요, 현재 영적향상을 위해 부지런히 힘써야 한다는 것이다.

육신이 죽은 후의 영혼(靈識 영식)이 밥을 먹는 것과 육신을 가지고 있는 산 사람이 밥을 먹는 것은 천지차이로 다르다는 것을 알아야 한다.

道는 체득(体得)이다. 체득이 없는 것은 죽은 것이다. 체득을 위해 몸이 필요한 것이다. 몸과 마음, 정성과 노력이 함께하는 삶이 아름답다.

4. 참 나와 참 道는 하나이며, 내 몸 밖에서는 찾을 수가 없다.
내 몸속 오장육부가 참 나요, 오장육부의 마음이 참 마음이다.

내 몸속 수억 만 개의 세포 생명체들이 모두 참 나요, 세포들의 마음이 참 마음이다.
우리 몸속 기도(氣道)가 참 道요, 식도(食道)가 참 道요, 곡도(穀道)가 참 道요, 12경락 기경8맥이 참 道다.

지금 현재 우리의 목숨을 살아있게 하는 물과 공기와 먹을거리가 다 참 道요, 지금 현재 우리 의식주를 책임져주는 모든 것들이 다 참 道다.
道는 내 안에서 찾고, 생활 속에서 찾고, 자연의 변화와 현상 속에서 찾아라.

5. 우리의 몸과 마음을 건강하고 행복하게 잘 지키는 것이 참 삶이요, 우리의 몸과 마음을 내 마음대로 잘 사용하는 것이 참 삶이요, 삶을 함께하는 사람들과 더불어 자연의 변화 속에서 조화롭게 잘 살아가는 것이 참 삶이요, 우리의 영혼이 항상 아름답고 빛나도록 하는 것이 참 삶이요, 우리의 영혼이 영원토록 향상의 길을 잘 가도록 하는 것이 참으로 빛나는 참 삶임을 명심해야 한다. 각성해야 한다.

6. 지금 이 순간, 어떠한 모습으로 살아있어야 가장 편안하고 가장 행복한 것인지를 늘 염두에 두어야 하며, 명문단전을 통하여 온몸으로 숨을 쉬어야 한다.
명문단전이란 우리 허리(척추)에 자리 잡고 있는 명문혈(命門穴)을 말하며, 명문단전을 통해 온몸의 피부로 숨 쉬는 것을 태식호흡이라 한다.
사람은 태식호흡을 하고 있을 때가 가장 편안하고, 가장 행복하며, 가장 아름답다.
우리의 몸과 마음이 가장 편안하고, 가장 행복하고, 가장 아름다울 때 우리의 영혼이 빛나게 된다. 영혼의 영적 성숙이 이루어진다.
순간순간의 삶이 온통 영적 성숙의 길을 열어가는 삶이 되도록 해야 한다.
영적 진급의 길을 걸어가도록 해야 한다.

젖먹이 아이들의 잠자는 모습을 보라!
태식호흡을 하고 있기 때문에 얼마나 편안하고, 얼마나 행복하며, 얼마나 아름다운가!
태식호흡이란 어머니 뱃속에서의 호흡이며, 젖먹이 아이들의 호흡을 말한다.
태식호흡은 우리 영혼의 숨결이다.
태식호흡은 우리의 영혼을 보다 더 밝고, 더 아름답고, 더 빛나게 한다.

7. 사람은 죽어서 어디로 갈까?
우리의 목숨(숨, 호흡)이 숨어 있는 영혼으로 돌아간다.
목숨 섬기기를 하늘같이 하라. 사람도 죽으면 씨앗을 남긴다.
사람의 씨앗은 육신이 사라지고 목숨이 끊어진 나요, 우리의 죽음이요, 우리 목숨이 숨어 있는 나로, 우리의 영혼(靈魂)을 말한다.

우리의 목숨은 죽음으로, 죽음은 목숨으로, 생(生)은 사(死)로, 사(死)는 생(生)으로, 돌고 돌며 끊임없이 변화한다. 영원히 사는 것이다.

우리의 영혼은 영원하다.
생로병사(生老病死)를 따라 끊임없이 변화하면서 영원히 살아간다. 영생(永生)을 하는 것이다.
진리를 찾아, 참다운 삶을 찾아, 참된 영혼을 찾아 나선 수행자들의 삶은 영원할 것이다.

수행자들이여, 영원하라! 깨달음이여, 영원하라! 우리의 영혼이여, 영원하라!